Prabhprit Kaur
Tarun Kumar
Sunandan Mittal

Endodontia guiada: Pavimentando o futuro do tratamento endodôntico

Prabhprit Kaur
Tarun Kumar
Sunandan Mittal

Endodontia guiada: Pavimentando o futuro do tratamento endodôntico

ScienciaScripts

Imprint

Cover image: www.ingimage.com

This book is a translation from the original published under ISBN 978-620-8-11783-2.

Publisher:
Sciencia Scripts
is a trademark of
Dodo Books Indian Ocean Ltd. and OmniScriptum S.R.L publishing group

120 High Road, East Finchley, London, N2 9ED, United Kingdom
Str. Armeneasca 28/1, office 1, Chisinau MD-2012, Republic of Moldova, Europe
Printed at: see last page
ISBN: 978-620-8-19266-2

RECONHECIMENTO

"A apreciação é uma coisa maravilhosa. Faz com que o que é excelente nos outros pertença também a nós." - ***Voltaire***

Este livro tornou-se realidade graças ao apoio generoso, às bênçãos e à assistência de muitas pessoas. Gostaria de dedicar este trabalho a "Deus" Todo-Poderoso, que me dotou de capacidade e força, e é através da Sua graça divina que este projeto chegou a bom porto.

Tenho uma imensa dívida de gratidão para com o meu estimado guia, mentor e supervisor, Dr. Tarun Kumar, Professor, Departamento de Dentisteria Conservadora e Endodontia, Dasmesh Institute of Research and Dental Sciences, Faridkot. A sua orientação inabalável, os seus conhecimentos profundos e o seu encorajamento inabalável foram a força motriz por detrás de todas as fases deste projeto. A inspiração imediata do Dr. Kumar, aliada ao seu entusiasmo sem limites e à sua abordagem dinâmica, não só me permitiu realizar este trabalho, como também moldou o meu percurso académico de formas que nunca poderia ter previsto. Foi um privilégio singular e uma honra estudar sob a sua tutela, e ficarei eternamente grato pela sua sabedoria, apoio e crença no meu potencial.

Gostaria de expressar a minha profunda gratidão ao meu aclamado professor e Co-supervisor, Dr. Sunandan Mittal, Professor e Diretor do Departamento de Dentisteria Conservadora e Endodontia, Dasmesh Institute of Research and Dental Sciences, Faridkot. A sua orientação académica, metodologia científica e interesse persistente ao longo do meu projeto foram inestimáveis. O seu feedback perspicaz, apoio inabalável e palavras de encorajamento desempenharam um papel fundamental na conclusão bem sucedida desta tese.

É com imenso prazer que estendo os meus mais profundos agradecimentos e a minha sincera gratidão ao Dr. S.P.S Sodhi, Diretor do Dasmesh Institute of Research and Dental Sciences, Faridkot. A sua benevolência, natureza alegre e empenho na excelência académica foram verdadeiramente inspiradores.

Gostaria também de aproveitar esta oportunidade para expressar o meu apreço pela Direção do Dasmesh Institute of Research and Dental Sciences, Faridkot. O facto de proporcionarem um ambiente estimulante e de apoio aos estudantes, juntamente com a sua constante ajuda, oportunidades e encorajamento, foi fundamental durante a redação do meu livro.

Gostaria de expressar a minha sincera gratidão aos meus pais. Ao meu querido pai, Sr. Jiwan Singh, pelo seu amor, orações, cuidados e sacrifícios que foram fundamentais para a minha educação e preparação para o futuro. À minha querida mãe, Sra. Gurvinder Kaur, por ter incutido em mim a paixão pela aprendizagem, cujo afeto inabalável e orientação sagaz foram o meu farol durante a árdua jornada. A sua fé inabalável nas minhas capacidades e o seu encorajamento incessante foram um trunfo inestimável neste esforço e para me transformar na pessoa que sou hoje. O meu carinhoso irmão, Gurprit Singh, merece uma menção especial pelo seu comportamento calmo, apoio e orientação em todas as fases. Por isso, estou-lhe eternamente grato.

Quero estender a minha profunda gratidão às minhas amigas, Nimrat Chauhan, Dra. Promila e Dra. Shivani, cujo apoio inabalável tem sido a pedra angular desta viagem. O vosso encorajamento, quer através de conversas a altas horas da noite, quer através de comentários atenciosos, ou simplesmente por estarem presentes quando precisei de uma pausa, foi inestimável. Acreditaram em mim, mesmo quando duvidei de mim próprio e, por isso, estou-vos eternamente grato.

Por último, mas não menos importante, a minha humilde gratidão a todos aqueles que, direta ou indiretamente, contribuíram para a realização deste projeto.

Dr. Prabhprit Kaur

ÍNDICE

INTRODUÇÃO

A terapia do canal radicular (TCR) é um tipo de tratamento dentário para dentes infectados. O seu principal objetivo é conseguir uma desinfeção completa dos dentes com obturação tridimensional do canal radicular sem comprometer grande parte da sua anatomia com a utilização de diferentes dispositivos endodônticos. A RCT começa por diagnosticar a polpa radicular infetada através de observações clínicas e radiológicas e, em seguida, trata-a.

O passo principal na terapia do canal radicular é preparar a cavidade de acesso ao canal radicular com a ajuda de brocas. A cavidade de acesso ao canal radicular (ACAC) é uma abertura na coroa do dente que permite a localização do canal radicular, a acessibilidade, a limpeza, a moldagem, o processo de desinfeção e a obturação 3D.

Um CCR adequado é crucial para um ECR bem-sucedido, dado que o manuseamento de materiais e instrumentos num canal radicular tão estreito e intrincado é uma tarefa desafiante que necessita de acesso adequado ao espaço do canal pulpar **(Nayak et al. 2018).**

Para facilitar a desinfeção e o desbridamento completo, recomenda-se o acesso em linha reta aos orifícios dos canais radiculares **(Mannan, Smallwood & Gulabivala 2001; Patel & Rhodes 2007)**, Além disso, a CCAA afecta todos os aspectos subsequentes do tratamento endodôntico. Como resultado, é fundamental ter um CCR adequado.Quando existe algum desvio na anatomia normal do dente, tal como dens invaginatus, dentes rodados ou coroados, coroa artificial sobre o dente, qualquer canal calcificado ou adicional, a preparação e o desenho do CCRC tornam-se bastante desafiantes.

Os canais calcificados são um dos problemas mais prevalentes observados pelos endodontistas durante o tratamento do canal radicular. Embora um exame histológico de dentes com calcificação do canal pulpar revele tipicamente um canal radicular estreito persistente, existem diferenças morfológicas entre o tecido duro criado após a lesão e a dentina desenvolvida regularmente **(Sociedade Europeia de Endodontologia, 2006).**

Nestas circunstâncias, a preparação de uma cavidade de acesso adequada e a localização do orifício do canal podem ser problemáticas e podem resultar numa perda substancial de estrutura dentária, que está associada a um maior risco de fratura **(Lang et al. 2016)**, perfuração e uma elevada taxa de insucesso **(Cvek et al. 1982).** Assim, o planeamento pré-operatório é fortemente aconselhado com a utilização de um microscópio, e as imagens 3D podem ser uma ferramenta benéfica **(AAE Special Committee 2012).** Esta informação 3D pode ser integrada com a informação da superfície dos dentes adquirida com um scanner intraoral para conceber e imprimir em 3D um guia para tratamento **(Dawood et al. 2015; Anderson et al. 2018)**. Desde 2012, é possível combinar um exame de TCFC com

um exame de superfície ótica dos mesmos dentes **(Buchgreitz et al. 2016)**, facilitando o tratamento e reduzindo a probabilidade de fracasso.
Os primeiros estudos importantes que procuraram localizar com precisão regiões anatómicas específicas no corpo humano remontam ao final do século XIX, constituindo um marco significativo no campo da anatomia e da investigação médica. **(Yavor Enchev 2009).**

Recentemente, com a melhoria das técnicas de imagiologia tomográfica associada ao planeamento virtual, foi introduzido um novo método denominado "endodontia guiada" **(Krastl et al. 2016; Zehnder et al. 2016; Connert et al. 2017, 2018)**, no qual são utilizados guias concebidos por computador para a preparação da cavidade de acesso **(Krastl et al. 2016; van der Meer et al. 2016)** e para a cirurgia endodôntica **(Strbac et al. 2017)**, de modo a obter resultados previsíveis e seguros **(Anderson et al. 2018).**
Ultimamente, a combinação de CBCT e de digitalizações ópticas da região de interesse pode ter o potencial de melhorar a precisão dos procedimentos de perfuração guiada que implementam a tecnologia de controlo numérico computorizado (CNC) para o fabrico de carris de guia.
A cirurgia guiada foi originalmente introduzida na neurocirurgia para efetuar cirurgias cerebrais seguras e previsíveis de uma forma minimamente invasiva. O método foi depois aplicado a outros sectores da medicina, incluindo a endodontia.

Embora uma noção semelhante tenha sido utilizada em medicina dentária para procedimentos como a colocação de implantes. **Buchgreitz et al. (2016)** foram os primeiros a mostrar que os princípios de acesso guiado, mais tarde conhecidos como "endodontia guiada", eram suficientemente precisos para serem utilizados in vivo. Embora as propriedades mecânicas da dentina em comparação com o osso alveolar sejam diferentes **(Oyen 2006)** e possam influenciar a precisão, a transferência desta técnica assistida por computador da implantologia oral para a endodontia poderia ser benéfica na produção de uma cavidade de acesso minimamente invasiva e na localização de canais radiculares calcificados. Uma cavidade de acesso minimamente invasiva planeada e guiada virtualmente poderia ajudar a preservar a estrutura do dente e evitar perfurações, o que poderia levar a um melhor prognóstico a longo prazo, especialmente para dentes com canais radiculares calcificados. A noção de endodontia guiada surgiu à medida que as tecnologias de impressão 3-D e as imagens tomográficas melhoraram **(Connert et al. 2022).** Um guia endodôntico 3-D, também conhecido como endo-guia, é um modelo criado utilizando impressoras 3-D para guiar brocas em regiões específicas para a localização e exploração do orifício do canal radicular, trefinação óssea e ressecção da extremidade radicular.
Em 2016, surgiu esta nova técnica de "endodontia guiada" utilizando guias ou talas impressas em 3D. Baseava-se em tratamentos com implantes que utilizavam os auxiliares acima referidos para orientar a colocação de implantes. **Krastl et al. (2016)** foram os primeiros a empregar a ideia da "endodontia guiada" in vivo para

negociar canais calcificados, obtendo resultados muito satisfatórios, o que abriu caminho para a adoção generalizada desta tecnologia no domínio da endodontia, aumentando a precisão e a qualidade do tratamento.

Para além disso, os re-tratamentos endodônticos podem ser um desafio e podem necessitar de microcirurgia. Surgiu uma nova estratégia na qual a endodontia guiada (um guia cirúrgico impresso) é combinada com imagens de CBCT para obter acesso à secção apical da raiz durante a endodontia cirúrgica. Isto conduz a incisões mais precisas nos tecidos gengival e ósseo, a uma ressecção exacta da raiz e a uma melhor cicatrização pós-operatória. Além disso, os tratamentos baseados nesta abordagem demoram menos tempo em comparação com as técnicas à mão livre **(Ackerman et al. 2019; Dianat et al. 2020).**

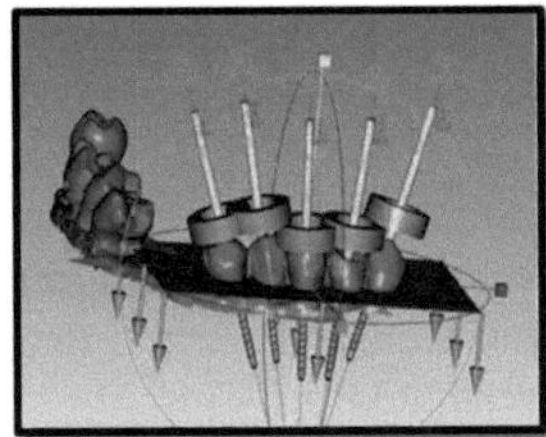

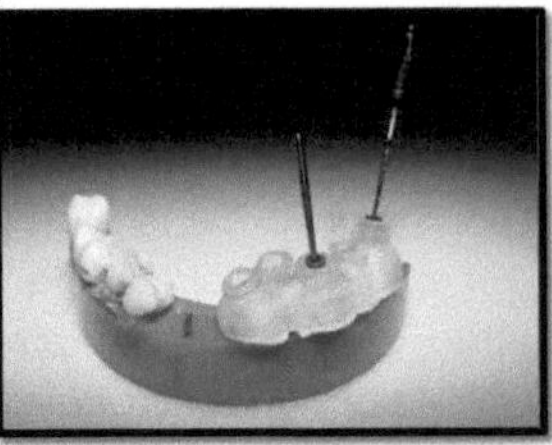

Fonte: Zhang, C., Zhao, X., Chen, C., Wang, J., Gu, P., Ma, J., Wu, D. e Li, J., 2022. A precisão e a mudança de temperatura na superfície da raiz usando endodontia guiada na preparação do canal radicular.

O domínio da endodontia guiada tem testemunhado avanços notáveis, evoluindo para duas metodologias principais: endodontia guiada estática (EGE) e endodontia guiada dinâmica (EGD). A endodontia guiada estática envolve a utilização de guias pré-fabricadas com base em imagens e planeamento pré-operatórios, permitindo um acesso preciso e previsível ao sistema de canais radiculares. A endodontia guiada dinâmica, por outro lado, emprega sistemas de navegação em tempo real, fornecendo feedback contínuo durante o procedimento para aumentar a precisão e a adaptabilidade. O objetivo desta dissertação da biblioteca é fornecer uma compreensão abrangente e aprofundada da endodontia guiada, um campo inovador que tem avançado significativamente os cuidados dentários. Esta dissertação irá aprofundar as origens da endodontia guiada, traçando o seu desenvolvimento histórico e os avanços tecnológicos que moldaram o seu estado atual. Iremos explorar os vários tipos de endodontia guiada, examinando as diferentes técnicas e metodologias empregues nesta área especializada. Além disso, a dissertação delineará o fluxo de trabalho detalhado envolvido nos procedimentos endodônticos guiados, oferecendo uma visão passo a passo dos processos que garantem a precisão e a eficácia. Por fim, iremos analisar os desenvolvimentos futuros da endodontia guiada, considerando as tecnologias emergentes e as potenciais inovações que prometem melhorar ainda mais este campo.

HISTÓRIA

Os primeiros estudos importantes para localizar com precisão regiões anatómicas específicas no corpo humano remontam ao final do século XIX **(Yavor Enchev 2009).**

Muito mudou desde então, mas o problema primário de selecionar uma estrutura anatómica de forma mais segura e menos invasiva manteve-se constante. Só o advento da imagiologia médica, juntamente com o desenvolvimento exponencial das capacidades de processamento informático, tornou possível a segmentação fiável e segura da anatomia.

A imagiologia médica foi necessária para permitir a navegação. No entanto, os cirurgiões pioneiros continuam a influenciar o desenvolvimento da navegação cirúrgica. Estes clínicos pressionaram para o desenvolvimento de novas tecnologias para responder aos seus desafios cirúrgicos.

Até ao final do século XIX, a única forma de examinar o corpo dos pacientes era através de procedimentos invasivos. Em **1895, Wilhelm Conrad Roentgen** descobriu os raios X, uma nova maravilha para a investigação do corpo humano. Até então, nenhuma máquina tinha sido capaz de demonstrar os pormenores da anatomia da forma que Roentgen tinha conseguido **(David J. DiSantis 1986).** Pela primeira vez, os médicos podiam ver o interior do corpo de um doente sem terem de o abrir.

As radiografias, que são imagens simples de raios X, não conseguem mostrar qualquer tecido mole intracraniano, pelo que os médicos experimentaram uma série de abordagens para ultrapassar este constrangimento. A introdução dos computadores tornou possível gerar uma imagem 3D a partir de uma sequência de exames de raios X 2D.

Em **1972**, o engenheiro britânico **Godfrey Hounsfield** e o físico sul-africano **Allan McLeod Cormack**, que na altura se encontrava na Universidade de Tufts, criaram a tomografia axial computorizada (TAC), 76 anos após a descoberta dos raios X. As imagens de TAC, que permitiram a obtenção de imagens em 3D, continuam a ser uma ferramenta valiosa para os cirurgiões e para as avaliações iniciais dos doentes. As principais razões para a subutilização da TC em medicina dentária foram o seu elevado custo, o acesso restrito e a significativa exposição à radiação.

Outro passo gigantesco na influência da tecnologia de raios X na investigação do corpo humano foi a introdução da ressonância magnética (MRI) na medicina e na cirurgia.

Esta tecnologia surgiu nos anos 80, com as suas capacidades de diagnóstico e o seu incrível poder de penetrar em pormenores do corpo humano que antes eram inimagináveis. Os exames de RMN eram altamente precisos e bem definidos. Em termos de poder de diagnóstico, a RMN superava os raios X. A RM penetrou em regiões anatómicas anteriormente inacessíveis por outros procedimentos de diagnóstico. A introdução da RMN constituiu outro marco importante para a navegação cirúrgica. As imagens de RM não só revelam detalhes adicionais dos tecidos moles, como também permitem a visualização de uma lesão em relação a outras estruturas de risco, permitindo o planeamento pré-operatório da melhor via cirúrgica ou estratégia de radiocirurgia.

Tornou-se evidente que, na década de 1990, o campo da aplicação e da tecnologia dos raios X tinha evoluído tanto que o corpo humano estava a ser estudado com uma profundidade sem precedentes. Nas últimas décadas, o diagnóstico por imagem tornou-se muito mais refinado devido à adição de várias tecnologias de imagem com princípios físicos complexos. A imagiologia tridimensional (3D) evoluiu para satisfazer as exigências da tecnologia moderna na prestação de tratamentos, ao mesmo tempo que impulsionava o desenvolvimento de novos procedimentos de tratamento. Tendo em conta as limitações (sobreposições, distorções, etc.) da radiografia bidimensional (2D), que serviu de base à imagiologia de diagnóstico durante muitos anos, há dúvidas de que continue a contribuir no futuro.

(Arai et al. 1999), no Japão, e **(Mozzo et al. 1998)**, em Itália, trabalhando de forma independente, introduziram a tomografia computorizada de feixe cónico (CBCT) para aplicações orais e maxilofaciais e, tal como a TC, oferecia uma exploração 3D e imagens mais precisas em comparação com as imagens 2D.

A tecnologia rentável da TCFC conduziu a uma rápida entrada no campo da medicina dentária, exigindo o empenho dos profissionais de medicina dentária e dos educadores dentários na exploração das aplicações da tecnologia da TCFC. A elevada dose de radiação, o custo, a disponibilidade, o tempo de digitalização mais longo, a fraca resolução e a dificuldade de interpretação levaram a uma utilização restrita da TCFC em medicina dentária. Poucos destes problemas podem ser ultrapassados com a TCFC, que oferece uma série de potenciais vantagens para a imagiologia oral e maxilofacial, em comparação com a TC convencional.

Mozzo et al. publicaram a primeira descrição do dispositivo de CBCT em 1998. Desde então, foram introduzidos no mercado vários aparelhos de CBCT e, muito provavelmente, haverá muitos mais no futuro.

Nas últimas três décadas, registaram-se muitos avanços tecnológicos. As inovações mais recentes na medicina dentária clínica incluem as impressoras 3D e a tomografia computorizada de feixe cónico 3D (CBCT).

Desde 2012, é possível combinar um exame de TCFC com um exame de superfície ótica dos mesmos dentes **(Buchgreitz et al. 2016)**, facilitando o tratamento e reduzindo a probabilidade de insucesso.

Embora o frenesim das impressoras 3D de secretária tenha começado em 2010, quando startups como a MakerBot impressionaram os investidores e os meios de comunicação social, os especialistas em fabrico compreenderam que o processo de aplicação de material a um substrato para construir um objeto a partir de um desenho 3D digital tem uma história muito mais longa.

A primeira patente de uma técnica conhecida como "gravador de metal líquido" data da década de 1970, mas o conceito é muito mais antigo. O conto "Things Pass By", de Murray Leinster, de 1945, retrata o processo de colocar "plásticos magnetrónicos, o material com que se fazem casas e navios hoje em dia, neste braço móvel". Este braço é aspirado pelo ar e examinado por fotocélulas. No entanto, o plástico sai da extremidade do braço de desenho e endurece à medida que avança.

O que antes era considerado ficção científica por Leinster tornou-se uma realidade. Atualmente, dispomos de diferentes tipos de software, materiais e técnicas de impressão 3D e estão a ser desenvolvidos ainda mais. Esta informação 3D pode ser integrada com a informação da superfície dos dentes adquirida com um scanner intra-oral para conceber e imprimir em 3D um guia para tratamento **(Dawood et al. 2015, Anderson et al. 2018)**.

A cirurgia guiada foi originalmente introduzida na neurocirurgia para efetuar cirurgias cerebrais seguras e previsíveis de forma minimamente invasiva **(Mezger et al. 2013).** O método foi depois aplicado a outros sectores da medicina. Durante muitos anos, os modelos de inserção de implantes foram eficazmente utilizados de acordo com colocações ideais previamente concebidas, protéticas e anatómicas (implantologia guiada por próteses) **(Basten 1995).** Anos de experiência com cirurgia guiada demonstraram a elevada precisão dos modelos suportados por dentes, que podem ser utilizados em endodontia **(Al Yafi et al. 2019).**

Buchgreitz et al. (2016) foram os primeiros a demonstrar que os princípios de acesso guiado, mais tarde conhecidos como "endodontia guiada", eram suficientemente exactos para serem utilizados in vivo.

Krastl et al. (2016) foram os primeiros a empregar a ideia de "endodontia guiada" in vivo para negociar canais calcificados obtendo resultados muito satisfatórios, o que abriu caminho para a adoção generalizada desta tecnologia no domínio da endodontia, aumentando a precisão e a qualidade do tratamento.

Mais tarde, **Connert et al.** utilizaram a endodontia guiada em 2017 para a preparação da cavidade de acesso apicalmente alargada em dentes anteriores e em 2018 para a preparação da cavidade de acesso e localização do canal radicular em incisivos mandibulares.

Os dispositivos de imagiologia tridimensional utilizados na cirurgia oral e maxilofacial para a visualização de estruturas anatómicas permitem não só um diagnóstico preciso, mas também um planeamento preciso dos tratamentos cirúrgicos, como na cirurgia de implantes guiados, utilizando modelos para a preparação e inserção do local do implante **(Tatakis et al. 2000).**

Modelos como este também foram recentemente introduzidos na terapia endodôntica para a preparação da cavidade de acesso ao guia ortográfico e localização do canal radicular **(Krastl et al. 2016, Zehnder et al. 2016).**

Durante mais de dez anos, a colocação de implantes beneficiou da utilização destas guias, que têm o potencial de melhorar a exatidão e a precisão, poupar tempo intra-operatório e minimizar os problemas pós-operatórios **(Mazzoni et al. 2013).** O mesmo pode ser dito para as cirurgias endodônticas guiadas.

Atualmente, a endodontia guiada é aplicada não só à terapia de canais radiculares, mas também a microcirurgias endodônticas guiadas e retratamentos endodônticos para obter resultados mais precisos e superiores.

Um relato de caso de **(Strbac et al. 2017)** destacou a sua potencial utilização para acesso cirúrgico. Uma série de relatos de casos descreveu a utilização de guias impressas em 3D e brocas de trefina para cenários anatomicamente difíceis

(Giacomino, Ray & Wealleans 2018).

(Pinsky et al. 2007) compararam a utilização do acesso cirúrgico guiado em modelos de alginato de mandíbulas secas e concluíram que as guias permitiram uma preparação da osteotomia significativamente mais exacta do que os métodos tradicionais.

A ficção científica deu lugar à realidade, uma vez que a aplicação e a tecnologia dos raios X registaram grandes avanços. Desde a incapacidade de ver o interior do corpo humano sem procedimentos invasivos até à criação de modelos guiados em 3-D através da combinação da impressão 3-D com a CBCT, houve um salto significativo neste domínio.

O QUE É A ENDODONTIA GUIADA

Um dos passos mais importantes para o sucesso do tratamento endodôntico é o preparo do acesso à câmara pulpar e ao sistema de canais radiculares **(Plotino et al. 2017).** Além disso, uma cavidade de acesso adequada possibilita procedimentos como localização, mensuração, preparo quimio-mecânico e obturação **(Silva et al. 2018).**

Uma preparação insuficiente da cavidade pode dificultar o manuseamento dos canais radiculares. Também pode levar à fratura do instrumento, aberração da anatomia original do canal radicular **(Patel & Rhodes 2007)** e outros problemas iatrogénicos. Nesses casos, a infeção persevera e o tratamento falha **(Silva et al. 2018).**

O objetivo típico do tratamento endodôntico é prevenir ou curar a periodontite apical **(Holcomb & Gregory 1967)**; no entanto, o tratamento endodôntico pode ser um desafio se houver presença de canais calcificados ou canais extra, em molares posteriores ou em pacientes com abertura bucal restrita.

A "endodontia guiada" é uma nova abordagem guiada para a preparação de cavidades de acesso apicalmente alargadas, para microcirurgias endodônticas minimamente invasivas com maior precisão e para resolver os desafios acima referidos no tratamento do canal radicular.

A endodontia guiada envolve a utilização de imagens de tomografia computorizada de feixe cónico (CBCT) e um exame da superfície do dente com scanners intra-orais para criar um guia endodôntico utilizando impressoras 3D para efetuar um procedimento de canal radicular. Com o software endodôntico guiado e a guia cirúrgica, podemos implementar o tratamento endodôntico de uma forma rápida, segura e minimamente invasiva.

A abordagem da cavidade endodôntica tradicional (CET) permaneceu por muito tempo a mesma, com apenas alguns ajustes **(Plotino et al. 2017).** Na maioria das vezes, a anatomia da câmara pulpar do dente a ser tratado marca a forma da cavidade de acesso **(Silva et al. 2018).** Para poder localizar todos os orifícios dos canais radiculares e garantir o acesso direto ao forame apical, a remoção do teto da câmara pulpar e das protuberâncias dentinárias cervicais e o alargamento do orifício do canal são imperativos **(Patel & Rhodes 2007).**

Além disso, a forma da cavidade de acesso pode ter de ser modificada para permitir o acesso direto das limas endodônticas ao terço coronal do canal radicular. O acesso em linha reta evita complicações iatrogénicas, ao mesmo tempo que permite a inserção sem obstáculos de instrumentos rotativos de níquel-titânio. Apesar da sua flexibilidade, estes instrumentos podem, no entanto, deformar-se e eventualmente soltar-se devido à fadiga cíclica se o acesso direto for inadequado **(Patel & Rhodes 2007).**

A abordagem endodôntica convencional pode resultar em complicações, como a alteração da geometria do canal radicular ou a perda substancial de tecido duro dentário **(Connert et al. 2019).** Isto pode enfraquecer significativamente o dente afetado e pode, em última análise, levar à perfuração da raiz ou à fratura do dente. **(Cvek, Granath & Lundberg 1982; Krishan et al. 2014; Plotino et al. 2017).**

Com o avanço da CBCT, as impressoras 3-D e a miniaturização dos instrumentos convencionais tornaram esta técnica implementável mesmo para dentes com raízes estreitas, como incisivos mandibulares, em áreas difíceis como molares posteriores e em aberturas bucais restritas **(Connert et al. 2017,2018).** Esta técnica provou ser exacta, rápida e independente do operador em ambientes in vitro **(Zehnder et al. 2016; Connert et al. 2018).**

A endodontia guiada baseia-se na utilização do planeamento do tratamento endodôntico com o auxílio de tecnologias computorizadas. (**Buchgreitz et al. 2016)** foram os primeiros a mostrar que os princípios de acesso guiado, mais tarde conhecidos como "endodontia guiada", eram suficientemente precisos para serem utilizados in vivo.

O termo endodontia guiada (GE) foi cunhado como uma alternativa à preparação convencional da cavidade de acesso para dentes com obliteração do canal pulpar e pulpite irreversível ou patose apical **(Krastl et al. 2016 & Zehnder et al. 2016).** Utilizando imagens radiológicas tridimensionais, como a tomografia computadorizada de feixe cónico e uma digitalização de superfície, o acesso ideal ao orifício do canal radicular pode ser virtualmente planeado com o software apropriado.

A endodontia guiada é realizada utilizando modelos semelhantes à implantologia guiada, empregando um sistema de câmara-marcador **(Connert et al. 2022).** A Endodontia Minimamente Invasiva, que se baseia na noção de preservação da dentina pericervical (PCD), ajuda a preservar a estrutura dentária coronal, cervical e radicular saudável durante o processo endodôntico.

Durante o processo tradicional de desobstrução, perde-se muita dentina pericervical, resultando na redução da resistência à fratura do dente **(Connert et al. 2022).** A Endodontia Guiada ajuda na preservação da dentina pericervical e proporciona a abordagem mais conservadora para casos complexos: canais calcificados. Estudos laboratoriais e ex vivo relataram uma elevada precisão ao comparar o caminho real da cavidade de acesso com o planeamento **(Buchgreitz et al. 2016; Zehnder et al. 2016; Connert et al. 2017).**

A abordagem de acesso endodôntico guiado para localizar e aceder aos canais radiculares parece ser uma forma promissora de prevenir tais complicações **(Buchgreitz et al. 2016; Krastl et al. 2016; Van der Meer et al. 2016; Zehnder et al. 2016).**

Durante o tratamento do canal radicular, a localização dos canais radiculares que apresentam obliteração do canal pulpar pode ser uma tarefa difícil e demorada. **Kiefner et al. (2017)** descobriram que o tempo necessário para localizar canais radiculares com obliteração do canal pulpar em pacientes idosos pode variar de 15 minutos a 1 hora.

Estes doentes podem também ter diferentes comorbilidades, como a doença de Parkinson ou dores crónicas nas costas **(Allen & Whitworth 2004).** Muitas vezes têm dificuldades ou dor, quando tentam manter a boca aberta durante um longo período de tempo. Podem também queixar-se de desconforto na cadeira do dentista devido a dores crónicas nas costas **(Kiefner et al. 2017).**

Esta nova técnica é uma ferramenta valiosa para a negociação de canais calcificados, localizando canais extra, reduzindo o tempo de cadeira e o risco de danos iatrogénicos na raiz, juntamente com o aumento do conforto do paciente.

Duas investigações ex-vivo mostraram que a endodontia guiada é um método fiável, preciso e independente do operador **(Zehnder et al. 2016; Connert et al. 2017).**

Um estudo mais recente descobriu que as preparações de cavidades guiadas em dentes impressos em 3D resultaram numa perda de substância muito reduzida e num tempo de tratamento mais curto do que as preparações de cavidades de acesso convencionais **(Connert et al. 2019).** Vários casos clínicos mostraram que este procedimento pode ser usado com sucesso para tratar dentes anteriores e posteriores com obliteração do canal pulpar e periodontite apical. **(Krastl et al. 2016; Mena- Alvarez et al. 2017; Connert et al. 2018; Buchgreitz et al. 2019).**

Num estudo clínico, o tratamento de canal guiado permitiu a colocação e negociação eficazes de todos os canais radiculares em 50 dentes de raiz única com obliteração do canal pulpar **(Buchgreitz et al. 2019).** Além disso, o equipamento para a técnica de acesso endodôntico guiado foi reduzido e demonstrou ser útil mesmo em dentes com raízes estreitas, como incisivos mandibulares **(Connert et al. 2017,2018).**

Um grupo demonstrou a possibilidade de superar o problema do espaço interoclusal limitado na região posterior e, ao mesmo tempo, realizar a preparação do acesso endodôntico guiado em um molar com obliteração do canal pulpar, transformando o caminho da broca virtual em um guia intracoronal baseado em compósito **(Buchgreitz et al. 2019).**Usando essa técnica, uma impressão digital da mandíbula do paciente é capturada e vinculada aos dados da TCFC. De seguida, é feita uma rota de broca até à posição do canal radicular no CBCT. Por fim, uma impressora 3D é usada para construir um guia para a broca que será usada durante a terapia, que foi criada usando um software de design auxiliado por computador (CAD).

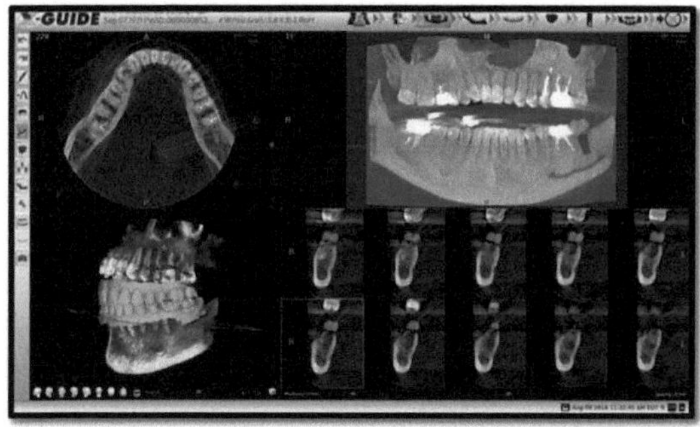

Fonte: Robert Pauley Interação da CBCT, Digitalização Intra-oral e CAD/CAM em Medicina Dentária: Uma visão geral 2020

Ao utilizar um guia impresso em 3D, as hipóteses de danos iatrogénicos na raiz são reduzidas e a probabilidade de encontrar o canal radicular é elevada, reduzindo também o tempo de tratamento **(Buchgreitz et al. 2016; Krastl et al. 2016; van der Meer et al. 2016; Zehnder et al. 2016; Connert et al. 2017, 2018).** "Guia endodôntico 3D ou endo-guia" é um modelo fabricado para guiar brocas em posições pré-planeadas para localização e exploração de orifícios do canal radicular ou trefinação óssea e ressecção da extremidade radicular **(Bansode et al. 2023).**

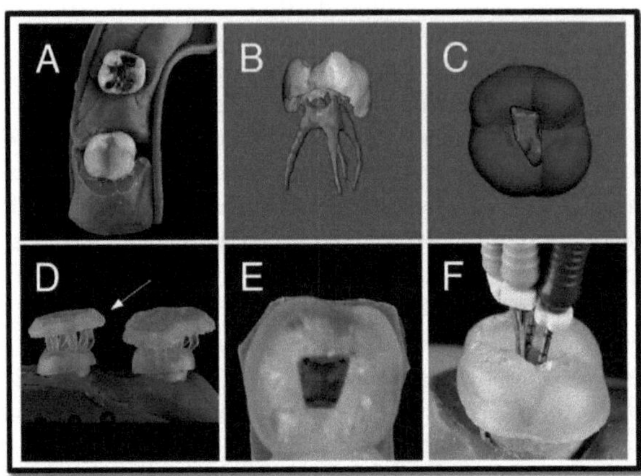

Fonte: Garcia-Sanchez, A., Bakhsh, K., Sanchez, S.E., Tadinada, A. e Chen, I.P., 2020. A utilização de um guia impresso em três dimensões (3D) para identificar canais radiculares no tratamento endodôntico. J Dent Treat Oral Care, 3(1), p.104.

A noção de endodontia guiada foi introduzida com melhorias nas tecnologias de impressão 3D e imagens tomográficas **(Connert et al. 2022).** Estas guias concebidas por computador são utilizadas para aceder à preparação da cavidade e à cirurgia endodôntica para obter melhores resultados. Atualmente, também está a ganhar popularidade no retratamento endodôntico e até na cirurgia endodôntica.
Usando um guia de broca de compósito, **Kfir et al. (2013)** trataram um dens invaginatus tipo 3 já em 2013. Para criar um modelo de resina do dente para impressão 3D, segmentaram os tecidos dentários utilizando tomografia computorizada de feixe cónico (CBCT). Em seguida, o modelo preservou a viabilidade da polpa, proporcionando um acesso ótimo à invaginação.

Para tratar um dente com morfologia complexa e uma perfuração do canal, Byun et al. replicaram esses achados **(Byun et al. 2015).** A utilização de guias de resina em tratamentos endodônticos foi possível graças ao sucesso destas situações clínicas. Simultaneamente, com a introdução de software radiológico para o planeamento de implantes e a disponibilidade de moldes ópticos nos consultórios dentários, foram desenvolvidas técnicas computorizadas para a colocação precisa de implantes. Um método para duplicar os procedimentos de implantologia digital no planeamento endodôntico foi apresentado por (**Van der Meer et al.).**

Uma impressão ótica é combinada com um exame CBCT. Utilizando o programa de planeamento, é criada uma guia virtual e é planeada uma via de perfuração, apoiada pelos dentes colaterais. Depois disso, o ficheiro digital é exportado para um ficheiro STL para que a impressão 3D possa ser utilizada para o fabrico. A broca pode ser direcionada com precisão para a área endodôntica graças ao guia.

No entanto, como requer a utilização de muitos sistemas de software, a técnica é bastante trabalhosa **(Van der Meer et al. 2016).**Krastl et al. simplificaram o protocolo, utilizando software de planeamento de implantes para tratar um dente com calcificação do canal pulpar até ao terço apical **(Krastl et al. 2016).** Estudos de precisão subsequentes confirmaram a eficácia deste método no tratamento de dentes com calcificação do canal pulpar **(Buchgreitz et al. 2016; Zehnder et al. 2016).**

Hoje em dia, a variedade de indicações - que incluem câmaras pulpares retraídas, morfologia anómala do canal radicular, autotransplante dentário e até cirurgia endodôntica - está a aumentar continuamente e o desenvolvimento de modelos endodônticos está a acompanhar o ritmo. **(Strbac et al. 2016; Mena-Alvarez et al. 2017; Connert et al. 2018; Giacomino et al. 2018).**

Desde a sua introdução na década de 1990, a microcirurgia endodôntica tem sofrido avanços constantes. Encontrar a extremidade da raiz durante a microcirurgia endodôntica, evitando danos às estruturas circundantes, é uma tarefa de dificuldade significativa **(Suebnukarn, Rhienmora & Haddawy 2010).** Isto é particularmente significativo quando as lesões estão perto de estruturas essenciais ou em áreas anatomicamente difíceis onde ainda não perfuraram a placa cortical **(Bender & Rossman 1993).**

Além disso, a redução do tamanho da osteotomia tem sido associada a melhores resultados de cicatrização após a cirurgia **(Von, Hanni & Jensen 2007).** O aproveitamento do poder da tecnologia permitiu que os profissionais ultrapassassem alguns destes desafios.

Poucos estudos investigaram guias baseados em CBCT para fins de intervenção cirúrgica endodôntica **(Pinsky, Champleboux & Sarment 2007; Strbac et al. 2017; Ahn et al. 2018; Giacomino et al. 2018).** A microcirurgia endodôntica moderna tem uma taxa de sucesso relativamente alta, variando de 89% a 94% **(Tsesis et al. 2013).**

Além disso, ao desmontar o pino de fibra de vidro, a extração de um pino e de uma coroa de um dente previamente tratado é o terceiro procedimento mais comum na utilização da endodontia guiada **(Perez et al. 2020).** Este facto é estudado por **Afram et al.** Quando outros métodos de remoção falharam, as pontas de ultra-sons são frequentemente utilizadas para remover pinos de fibra de vidro.

Além disso, esta cirurgia pode resultar em alguns problemas porque a dentina e o pilar têm uma cor semelhante. Dependendo da situação, o canal radicular pode ser alargado após a remoção do pilar **(Buchgreitz et al. 2019).** Para conseguir isso, o excesso de dentina ao redor do pino é removido. A endodontia guiada tem sido proposta como uma possível abordagem terapêutica em resposta a essas preocupações.

De acordo com **Perez et al.** 87,5 por cento dos dentes tratados com endodontia guiada estática tinham a guta-percha apical acessível, sendo os restantes 12 por cento incapazes de o fazer devido à curvatura da raiz. **(Maia et al. 2019; Schwindling et al. 2019)** também removeram com sucesso pinos de fibra de dentes que utilizavam endodontia guiada nos seus respetivos casos.

Para a preparação da cavidade de acesso endodôntico, microcirurgias endodônticas guiadas e remoção de espigões, a utilização da endodontia guiada pode ajudar a posicionar com precisão a broca ou a broca. Esta técnica inovadora é muito eficaz no tratamento de espigões profundamente embutidos ou fracturados e na identificação de canais calcificados ou adicionais nos canais radiculares. É possível proporcionar uma terapia precisa sem exacerbar os danos no dente e nos tecidos circundantes. Não só encurta os tempos de tratamento, como também aumenta a exatidão e o conforto do paciente. Embora a endodontia guiada constitua uma opção de tratamento excelente e fiável para prevenir complicações e melhorar o prognóstico dos dentes em casos complicados, requer processos adicionais, o que aumenta o custo do tratamento. Por conseguinte, é provável que, com o passar do tempo e a introdução de mais melhorias, o custo diminua e torne esta opção de tratamento mais económica para os pacientes e para os dentistas.

À medida que a tecnologia avança e se torna mais acessível, os benefícios da endodontia guiada tornar-se-ão cada vez mais disponíveis para uma população mais ampla, melhorando os resultados dos cuidados dentários numa escala maior. Com o potencial de redução de custos e maior acessibilidade, a endodontia guiada promete não apenas transformar as experiências individuais dos pacientes, mas também revolucionar o cenário da prática endodôntica moderna como um todo.

TIPOS DE ENDODONTIA GUIADA

A "endodontia guiada" é uma estratégia guiada inovadora para preparar cavidades de acesso apical alargado, efetuar microcirurgias endodônticas minimamente invasivas mais precisas e resolver problemas como canais calcificados durante o tratamento de canais radiculares. A endodontia guiada utiliza imagens de tomografia computorizada de feixe cónico (CBCT) e um exame da superfície do dente com scanners intra-orais para desenvolver uma endo-guia para um procedimento de canal radicular, que é depois impressa utilizando impressoras 3D. Podemos utilizar software de endodontia guiada e guias cirúrgicos para efetuar o tratamento endodôntico de forma rápida, segura e minimamente invasiva.
Buchgreitz et al. 2016 foram os primeiros a mostrar que os princípios de acesso guiado, mais tarde conhecidos como "endodontia guiada", eram suficientemente precisos para serem utilizados in vivo. O termo endodontia guiada (GE) foi cunhado como uma alternativa à preparação da cavidade de acesso convencional para dentes com obliteração do canal pulpar e pulpite irreversível ou patose apical **(Krastl et al. 2016 & Zehnder et al. 2016).**
Uma abordagem guiada pode ser dinâmica ou estática. A impressão ótica e a CBCT são combinadas na técnica guiada estática para criar uma rota de perfuração virtual antes do tratamento clínico. Enquanto que os registos do movimento da broca e os dados da TCFC são incorporados na orientação dinâmica **(Kinariwala & Samaranayake 2021).**

Podem ser úteis nas seguintes situações: aberturas de boca limitadas; microcirurgias endodônticas guiadas; remoção guiada de pinos e coroas; retratamentos endodônticos; e localização de qualquer canal calcificado ou adicional no dente.

O funcionamento dos sistemas de endodontia guiada estáticos e dinâmicos, as suas distinções individuais, bem como as suas direcções futuras serão abordados em pormenor neste capítulo.

O fluxo de trabalho tradicional da endodontia guiada baseia-se no princípio da implantologia guiada por modelos **(Jung et al. 2009; Kühl et al. 2015).** Para a implementação, é necessário um CBCT com o menor "campo de visão" possível e, idealmente, alta resolução para visualizar os canais radiculares calcificados.

1) ENDODONTIA GUIADA POR ESTÁTICA

Dependendo do local onde o dente precisa de ser tratado, é tirada uma imagem CBCT da arcada superior ou inferior do paciente para executar a endodontia guiada por estática. Ao mesmo tempo, a arcada de interesse do paciente é registada. Isto pode ser feito com um scanner intra-oral ou tirando uma impressão, que será posteriormente digitalizada. Com a utilização de um software, as duas imagens adquiridas são sobrepostas. A partir daí, pode ser criada uma guia que cobre o dente de interesse e alguns dentes adjacentes, e a broca é guiada através dela durante todo o tratamento.

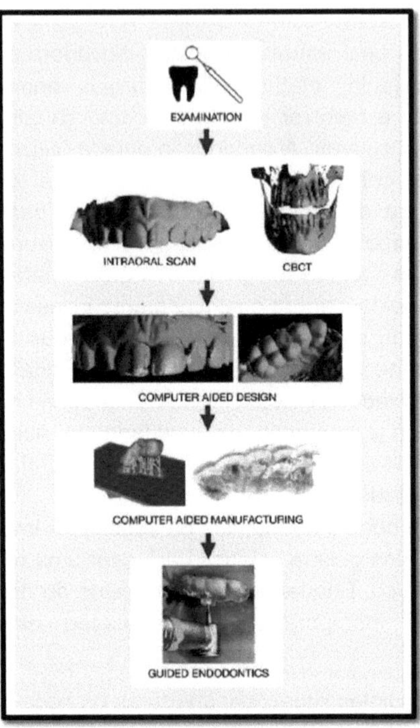

Fonte: Dąbrowski, W., Puchalska, W., Ziemlewski, A. e Ordyniec-Kwaśnica, I., 2022. Endodontia guiada como uma ferramenta personalizada para casos clínicos complicados. Jornal Internacional de Pesquisa Ambiental e Saúde Pública, 19(16), p.9958.

Para o planeamento virtual da cavidade de acesso, é necessário um software para sobrepor os dados do CBCT em formato DICOM com os da digitalização de superfície (em formato stl). No conjunto de dados 3D alinhados, a imagem virtual à escala real da broca deve ser colocada de modo a que a ponta atinja a parte visível do canal radicular. Nos casos em que o canal radicular não pode ser visualizado na CBCT, o ápice do dente é escolhido como o ponto alvo apical para a broca. Utilizando uma ferramenta de desenho de modelos, é criado um modelo virtual após a broca e são planeadas as posições virtuais da manga acima do bordo incisal. Para tal, pode ser utilizada uma variedade de programas de software de planeamento virtual disponíveis no mercado **(Krug et al. 2020).**

Tanto a impressão 3D aditiva como a subtractiva CAD/CAM são adequadas para o fabrico do molde. Após a colocação do molde na boca do paciente com a manga integrada, a broca é guiada pela manga e empurrada alguns milímetros mais fundo a uma velocidade lenta utilizando movimentos de bombagem. Depois de limpar a broca dos seus resíduos, a perfuração é retomada se o canal radicular não puder ser negociado a essa profundidade com a utilização de uma lima manual. Até a broca atingir o batente mecânico da manga, que indica que o ponto de objetivo apical foi atingido, este processo é repetido. A terapia convencional do canal radicular pode agora começar se o canal for corretamente identificado **(van der Meer et al. 2016; Kim et al. 2021).**

As brocas disponíveis no mercado incluem a broca Straumann, a broca SS White Endo e a broca Munce **(Su et al. 2021).** Têm entre 25 e 35 mm de comprimento para integrar o comprimento da manga, e entre 1,2 e 1,5 mm de largura **(Chauhan et al. 2021).**

Em 2016, foram publicadas as primeiras investigações laboratoriais sobre a precisão da preparação da cavidade de acesso endodôntico guiado **(Buchgreitz et al. 2016; Zehnder et al. 2016).** Ambos os estudos demonstraram apenas pequenos desvios entre preparações virtualmente planeadas e subsequentemente realizadas em dentes humanos extraídos, com uma precisão abaixo de um limiar de risco. Pouco tempo depois, foram publicados os primeiros relatos de casos clínicos **(Krastl et al. 2016; van der Meer et al. 2016),** relatando tratamentos semelhantes bem-sucedidos para dentes anteriores calcificados na maxila.

Ao miniaturizar o diâmetro da broca e da manga correspondente, o processo foi ainda melhorado para uma técnica "micro guiada", permitindo um acesso de baixo risco aos canais radiculares calcificados dos incisivos mandibulares **(Connert et al. 2017).** Com diferenças médias entre cavidades de acesso planeadas e preparadas que variam entre 0,12 e 0,34 mm no ponto-alvo apical e um desvio angular médio de 1,59°, a precisão pode ser melhorada ainda mais através da otimização do ajuste entre a broca e o casquilho **(Connert et al. 2017).**

Outro estudo de laboratório comparou a localização dos canais radiculares e a perda de dentina em dentes impressos em 3D com canais radiculares calcificados simulados, utilizando técnicas de acesso guiado e de preparação convencional da cavidade à mão livre. A abordagem guiada mostrou uma perda de substância significativamente menor e uma negociação mais previsível e eficiente dos canais radiculares calcificados. Além disso, ao contrário do método à mão livre, a experiência do operador não teve influência no resultado **(Connert et al. 2019).**

As potenciais melhorias do método incluem a utilização de um modelo de fusão a laser **(Zhang et al. 2020)** ou um design sem mangas para acessibilidade dos dentes posteriores, especialmente para indivíduos com abertura bucal restrita. Este método utiliza calhas de guia posicionadas nos lados do dente, uma contra a outra, para guiar a cabeça da peça de mão. Não é necessário utilizar uma broca especializada porque não é utilizada uma manga **(Torres et al. 2021).**

Numerosos relatos de casos adicionais que foram publicados nos últimos anos **(Fonseca Tavares et al. 2018; Lara-Mendes et al. 2018; Buchgreitz et al. 2019; Hegde et al. 2019; Maia et al. 2019; Torres et al. 2019; Krug et al. 2020; Tavares et al. 2020; Kamburoğlu et al. 2021; Llaquet Pujol et al. 2021; Loureiro et al.**

2021; Todd et al. 2021). Estes relatos de casos demonstram a aplicação clínica da endodontia guiada.
Para além do tratamento de dentes calcificados, foram consideradas outras indicações. Estas incluem a remoção de pinos de fibra de vidro **(Maia et al. 2021; Perez et al. 2021),** a remoção da terapia dens invaginatus **(Mena-Álvarez et al. 2017; Ali & Arslan 2019; Zubizarreta-Macho et al. 2019)** e a remoção do agregado de trióxido mineral (MTA) dos canais radiculares **(Ali & Arslan 2021).**

Buchgreitz et al. (2019) confirmaram que a preparação da cavidade de acesso guiado pode ser realizada com segurança numa investigação clínica, localizando, negociando e terminando com sucesso o tratamento do canal radicular em todos os 50 casos.
De acordo com duas avaliações sistemáticas publicadas em 2020 e 2021 por **Moreno-Rabie et al. e Zubizarreta-Macho et al.** a endodontia guiada é uma "técnica muito precisa e bem-sucedida" para abrir canais radiculares. Ainda há falta de provas, pelo que é necessária uma investigação mais aprofundada. As limitações do método incluem o facto de a orientação estática só poder ser utilizada em raízes rectas ou em segmentos rectos de raízes curvas. Além disso, uma vez que a CBCT é necessária, o planeamento é mais demorado e, consequentemente, a exposição à radiação aumenta. O trabalho extra também resulta em despesas mais elevadas para o paciente (CBCT, modelo). A área limitada na região posterior torna a implementação um desafio. De acordo com um estudo de caso recente **(Fonseca Tavares et al. 2021),** mesmo que a preparação da cavidade de acesso pela GE resulte numa perfuração da raiz, a apicoectomia subsequente pode ainda permitir a preservação do dente.

2) ENDODONTIA GUIADA POR DINÂMICA

Para efeitos de avaliação dos canais radiculares, a navegação dinâmica é uma alternativa à navegação estática anteriormente mencionada, utilizando um modelo. À semelhança de outros casos, a implantologia foi a primeira abordagem para este fim **(Marquardt et al. 2007).** A combinação da digitalização da superfície intra-oral e dos dados da TCFC constitui também a base do planeamento. Antes de criar a CBCT, pode ser necessário fixar marcadores de referência nos dentes do paciente; no entanto, com as tecnologias mais recentes, isto também pode ser planeado digitalmente e depois impresso utilizando uma impressora 3D. A broca pode agora ser coordenada com o planeamento e os marcadores de referência graças a uma câmara estéreo ligada ao sistema de navegação dinâmica. Isto produz uma navegação que é apresentada em tempo real num monitor.

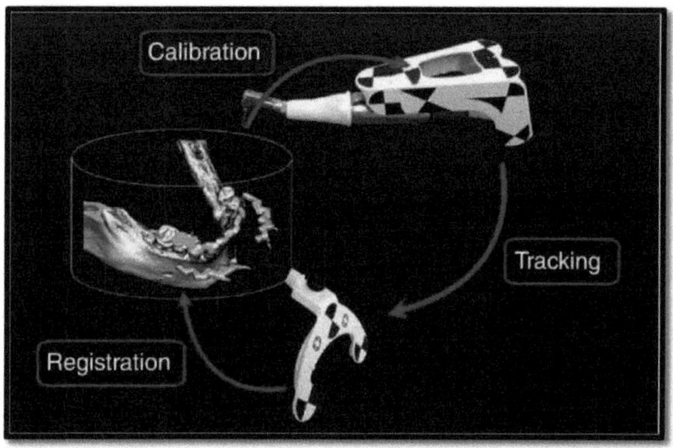

Fonte: Kinariwala, N. e Samaranayake, L.P. (2021) "Endodontia guiada: Técnicas estáticas e dinâmicas", Journal of Endodontics, 47(4), pp. 467-475.

Durante o procedimento de preparação da cavidade de acesso, a localização e o movimento da broca em cada um dos três planos de secção do conjunto de dados tridimensionais são apresentados instantaneamente. Ao contrário da navegação estática, este método requer algum nível de especialização e não é neutro para o profissional. No entanto, tal como referido por **Block et al. (2017),** a implantologia está ciente de que pode atingir um nível de precisão equivalente ao da navegação estática. Os pacientes com dor intensa podem receber tratamento mais rapidamente devido à eliminação do processo de produção de modelos, o que constitui uma vantagem em relação à navegação estática.

Apesar de ser relativamente nova no campo da endodontia, a precisão desta técnica já foi objeto de múltiplas investigações. **Chong et al. (2019)** demonstraram, numa das primeiras experiências, que a navegação dinâmica conseguia identificar canais radiculares em 26 de 29 casos, utilizando modelos com dentes extraídos.

Devido a problemas de localização, só foi possível encontrar um canal nos molares superiores em dois dos três dentes sobreviventes. A preparação do terceiro dente, um molar superior, estava fora do objetivo.

Zubizarreta Macho et al. (2020) compararam a precisão da preparação à mão livre com a navegação estática e dinâmica numa investigação laboratorial. Os resultados mostraram que ambos os métodos de navegação superaram a preparação manual.

A navegação dinâmica não foi significativamente diferente da estática. No entanto, é de notar que, em comparação com outras investigações, o desvio angular médio de 10° da navegação estática neste estudo é muito grande.

Jain et al. (2020) relataram que a deteção do canal radicular pode ser realizada com sucesso usando a navegação dinâmica em 138 dentes impressos com obliteração simulada do canal pulpar. A divergência média do ângulo entre a cavidade de acesso que foi planeada e a que foi executada foi de 1,7°, o que é semelhante à navegação estática. Utilizando exames CBCT pós-operatórios, foi determinado um desvio 3D médio de 1,3 mm nesta investigação.

Num outro estudo, o canal mesiovestibular foi determinado em 20 réplicas, comparando a navegação dinâmica com a preparação à mão livre. Os resultados mostraram que as cavidades de acesso navegadas foram preparadas com maior precisão em termos de desvio da preparação ideal e de desvio angular **(Gambarini et al. 2020).** Numa investigação diferente, as cavidades de acesso navegadas foram mais minimamente invasivas e mais precisas em termos de desvio linear e angular. Para além disso, as cavidades de acesso navegado exigiram menos tempo para visualizar os canais radiculares **(Dianat et al. 2020).** Estes resultados relativos à perda de substância e ao tempo de tratamento foram confirmados por **Jain et al. (2020)** num estudo que utilizou réplicas impressas com obliteração simulada do canal pulpar.

A navegação dinâmica é um método preciso para alcançar canais radiculares extensamente calcificados, de acordo com a investigação de **Torres et al. (2021)** em modelos impressos em 3D. É também salientado que é necessária formação para esta abordagem, uma vez que tem uma curva de aprendizagem. Usando um sistema de navegação dinâmico miniaturizado, um operador inexperiente pode preparar cavidades de acesso minimamente invasivas de maneira semelhante à de um operador experiente, embora existam diferenças notáveis nas preparações à mão livre, conforme demonstrado no trabalho de **Connert et al. (2021)** em dentes impressos em 3D. Também neste caso, a preparação guiada resultou num desperdício consideravelmente menor de conteúdo em comparação com o método à mão livre.

A remoção de postes de fibra parece ser outra vantagem da utilização da navegação dinâmica **(Janabi et al. 2021).** Existe uma escassez de ensaios clínicos prospectivos, mas há evidências de implementação clínica. **Dianat et al. (2021)** detalharam o uso bem-sucedido da navegação dinâmica no tratamento de um molar superior em seu relato de caso.

Os elevados custos de aquisição do sistema de navegação são uma desvantagem dos sistemas de navegação dinâmica. Além disso, a orientação dinâmica não é independente do dentista, como acontece com a orientação estática. A preparação das cavidades de acesso leva algum tempo a habituar-se, especialmente porque é estranho olhar para um monitor em vez de olhar para o doente. Muitos dos sistemas atualmente existentes no mercado são grandes e pesados, o que os torna bastante difíceis de operar.

Para além do acesso à cavidade endodôntica e da localização do canal com obliteração do canal pulpar, a endodontia guiada é também utilizada para osteotomia, apicoectomia, obturações retrógradas, remoção de pinos de fibra de vidro e tratamento de dentes com assimetrias morfológicas.

As vantagens do DNS incluem a eliminação da necessidade de brocas longas e brocas, a eliminação da necessidade de guias impressas em 3D, a simplificação do planeamento e execução de múltiplos percursos de perfuração, a redução das despesas de laboratório e a melhoria do isolamento.

As desvantagens incluem dificuldades em manter o contacto visual direto com o ecrã do sistema durante o tratamento, aquisição e manutenção dispendiosas do equipamento, equipamento volumoso e pesado, despesas mais elevadas com os cuidados aos doentes e maior desperdício processual/digital.

Com a navegação estática e a navegação dinâmica a terem taxas de sucesso de 98,5 e 94,5 por cento, respetivamente, Riberio et al. não relataram qualquer diferença estatisticamente significativa entre os dois métodos endodônticos guiados em termos de localização do canal radicular **(Zubizarreta-Macho et al. 2021).**

Tanto as abordagens de navegação estática quanto as de navegação dinâmica apresentam vantagens e desvantagens especiais que as ajudam a funcionar bem em diferentes contextos clínicos. Assim, a seleção da técnica endodôntica guiada mais adequada requer uma avaliação minuciosa de cada situação clínica **(Ribeiro et al. 2022).**

A endodontia guiada baseada na navegação estática ou dinâmica parece ser uma técnica segura e menos intrusiva. Particularmente a navegação dinâmica ainda tem muito espaço para melhorias. No entanto, é necessária mais investigação clínica de excelência para a navegação estática e dinâmica.

GUIA ENDODÔNTICO

A endodontia, uma profissão imensamente gratificante mas inerentemente desafiante, debate-se com obstáculos como canais calcificados, intensificando a complexidade dos procedimentos. A natureza intrincada de contornar as calcificações pode evocar frustração, mesmo nos clínicos mais adeptos, uma vez que contornar estas obstruções se torna um processo demorado e árduo **(Amir, Gutmann & Witherspoon 2001).**

Numerosas técnicas têm sido desenvolvidas para enfrentar este problema formidável, mas o seu sucesso tem sido relativamente limitado. A eficácia do tratamento endodôntico depende da tarefa imperativa de eliminar ou diminuir as influências bacterianas nos tecidos periapicais, sublinhando a sua natureza crítica. As tentativas de tratamento podem inadvertidamente introduzir complicações, com instrumentos mal direcionados arriscando a perfuração da raiz, levando potencialmente à infeliz perda do dente. Mesmo quando o canal é identificado, muitas vezes isso acontece à custa de uma perda estrutural considerável do dente.

Uma metodologia inovadora surgiu como uma panaceia para estes desafios. Esta abordagem inovadora aproveita o poder da radiografia tridimensional (3D), incorporando a tomografia computorizada de feixe cónico (CBCT) e a imagiologia intraoral 3D **(Anderson, Wealeans & Ray 2018).** Utilizando software de terceiros, como o SICAT Endo da Dentsply Sirona, um conjunto de dados coeso é meticulosamente elaborado, oferecendo uma nova perspetiva. É traçado um percurso cuidadosamente concebido para identificar a localização exacta do canal.

Após a identificação bem sucedida do canal, os dados sincronizados entram em ação para o fabrico de um modelo numa impressora 3D **(Bhomavat et al. 2009).** São selecionadas brocas especializadas, cuidadosamente escolhidas para encaixar através da manga metálica alinhada incorporada no modelo. São discutidas duas variantes do modelo: uma com uma manga, que oferece uma maior precisão, mas que coloca desafios num espaço interoclusal limitado, e outro modelo sem manga **(Torres et al. 2021), que** se adapta a esses espaços confinados. O guia coordena o alinhamento e a profundidade necessários para a navegação do canal. Subsequentemente, o tratamento convencional do canal radicular torna-se facilmente acessível.

Em forte contraste, a abordagem convencional dos casos endodônticos assenta em brocas e na navegação mental baseada numa imagem de tomografia computorizada de feixe cónico (CBCT). Embora as imagens de CBCT forneçam uma ajuda substancial, a determinação do ponto de entrada exato no dente continua a ser uma tarefa formidável sem ajudas adicionais. A navegação no interior do dente requer uma capacidade notável de converter uma imagem mental na anatomia real do paciente.

Uma desvantagem fundamental desta abordagem convencional é a sua inerente dependência do operador, estando os resultados sujeitos às capacidades e ao discernimento do profissional. As potenciais complicações incluem a falta ou a violação do ápice e a danificação dos tecidos periapicais. O objetivo de minimizar a invasão é primordial, com um enfoque em osteotomias mais pequenas como forma de promover uma cicatrização mais rápida e reduzir os resultados desfavoráveis. **(Rubinstein & Kim 1999; Kim et al. 2016).**

Os sistemas estáticos, predominantemente baseados em modelos, oferecem uma abordagem alternativa com precisão aceitável em diversos cenários clínicos **(Tahmaseb et al. 2018).** Estes modelos, fabricados principalmente através de estereolitografia com base em imagens digitais (CBCT/ scanner intraoral), podem encontrar suporte no osso, mucosa ou dente, apresentando versatilidade **(Ersoy et al. 2008; Nickenig et al. 2010; Ozan, Orhan & Turkyilmaz 2011; Behneke, Burwinkel & Behneke 2012).** É digno de nota o consenso de que os modelos suportados por dentes produzem os resultados mais favoráveis **(Tahmaseb et al. 2014; Van Assche et al. 2012; Marliere et al. 2018).** Esta abordagem abrangente amalgama inovação, precisão e tecnologia, prometendo melhorar os resultados no intrincado mundo dos casos endodônticos desafiadores.

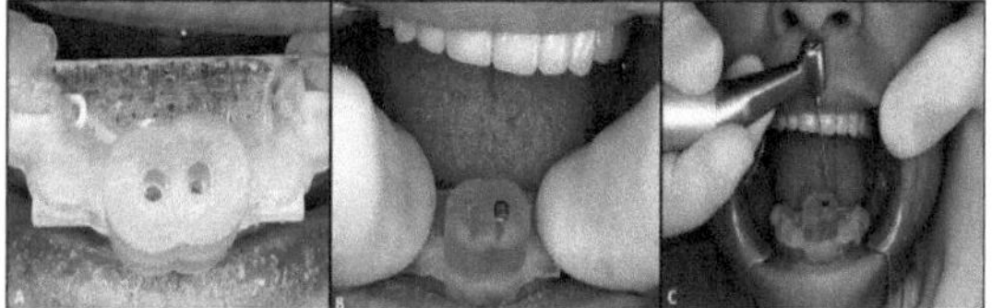

Fonte: Ishak, G., Habib, M., Tohme, H., Patel, S., Bordone, A., Perez, C. e Zogheib, C., 2020. Tratamento endodôntico guiado de incisivos inferiores calcificados: Um relato de caso. Revista Dentistry, 8(3), p.74.

TIPOS DE GUIAS ENDODÔNTICOS

Os guias endodônticos desempenham um papel fundamental na navegação pelas complexidades dos procedimentos de tratamento. Podem ser categorizados com base na sua utilização e suporte. **(Niraj kinariwala Lakshman Samaranayanke's Guided Endodontics).**

1. Dependendo da sua utilização em procedimentos de tratamento endodôntico:

Guias não cirúrgicos:

- Estas guias servem o objetivo de localizar canais calcificados sem necessidade de intervenção cirúrgica.
- São particularmente valiosos para abordar cavidades de abertura de acesso alargadas apicalmente, proporcionando uma abordagem não invasiva.

Guias cirúrgicos:

- Especificamente concebidas para cirurgias endodônticas, estas guias são fundamentais em procedimentos como a ressecção da extremidade da raiz.
- Concebidos para aumentar a precisão durante as intervenções cirúrgicas, contribuem para o sucesso dos procedimentos endodônticos mais complexos.

2. Dependendo do seu apoio:

Guia com suporte para os dentes:

- Este tipo de guia assenta sobre a dentição do paciente sem necessidade de um pino de ancoragem.
- Utilizado principalmente em tratamentos endodônticos guiados não cirúrgicos, oferece estabilidade e precisão na localização e tratamento dos canais.

Guia com suporte ósseo:

- Posicionado na superfície óssea após a reflexão do retalho, este guia requer pinos de fixação inseridos no osso para suporte.
- Adequado para endodontia cirúrgica, proporciona estabilidade durante os procedimentos que envolvem intervenções mais extensas.

No domínio da endodontia, estes diversos guias servem como ferramentas valiosas que atendem a diferentes aspectos do tratamento. A sua categorização com base na natureza da utilização e do suporte oferece uma compreensão abrangente das várias aplicações neste domínio, contribuindo para a eficácia e precisão globais dos procedimentos endodônticos

PLANEAMENTO DO ENDOGUIA

O processo de planeamento da implementação do endoguide envolve várias etapas cruciais para garantir a precisão e a eficácia dos procedimentos endodônticos.

1. Traçando o canal:

- O passo inicial no planeamento endoguide é o traçado meticuloso do canal. Isto envolve uma avaliação pormenorizada do sistema de canais radiculares para estabelecer o seu curso e identificar quaisquer desafios, tais como canais curvos ou calcificações, etc.

2. Seleção de mangas:

- A escolha da manga adequada é um aspeto crítico do planeamento do endoguia. As guias cirúrgicas estáticas, que podem ser suportadas por dentes, mucosa ou osso **(Chong et al. 2019),** incorporam normalmente uma manga metálica ou plástica para guiar a broca durante os procedimentos de perfuração **(Moreno-Rabié et al. 2020).**

3. Desafios dos guias tradicionais:

- As guias tradicionais com casquilhos requerem a utilização de uma broca dedicada de dimensões específicas (34-37 mm de comprimento) que se encaixa no interior do casquilho. A manga tem de ser posicionada com precisão sobre o dente a tratar e deve ter pelo menos 5 mm de comprimento para minimizar o risco de desvio. No entanto, esta configuração apresenta desafios, particularmente em dentes posteriores, devido ao espaço limitado, visibilidade obstruída e acessibilidade comprometida **(Torres et al. 2021).**

4. Solução inovadora com guias sem mangas:

- Para superar essas limitações, foi introduzida uma abordagem inovadora - uma nova técnica endodôntica guiada estática que emprega um guia impresso em 3D sem mangas com base em dados de CBCT **(Torres et al. 2021).**

Esta inovação resolve a falta de espaço vertical, permitindo uma melhor visibilidade e irrigação durante a perfuração, particularmente em áreas posteriores.

5. Criação de modelos virtuais:

- O processo de planeamento envolve a criação de um modelo virtual utilizando a ferramenta de desenho num software especializado. Este modelo virtual, que capta as complexidades do canal e a orientação necessária, é um componente importante do planeamento da endoguia.

6. Processo de impressão 3D:

- O modelo virtual é então exportado como uma linguagem de tesselação de superfície (ficheiro STL) e produzido usando uma impressora 3D **(Krastl et al. 2016; Nayak et al. 2018).** Este passo assegura a realização física do guia cuidadosamente concebido para utilização no procedimento endodôntico.

Ao incorporar estes passos, o processo de planeamento do endoguide procura resolver os desafios associados aos guias estáticos tradicionais e introduz soluções criativas que melhoram a acessibilidade, a visibilidade e a irrigação durante os procedimentos endodônticos, contribuindo, em última análise, para a melhoria dos resultados do tratamento.

CONCEPÇÃO DO GUIA ENDODÔNTICO:

O processo de conceção de um guia endodôntico envolve um planeamento cuidadoso e passos sistemáticos, garantindo precisão e eficiência no procedimento de tratamento. A criação de tais guias começa normalmente com uma abordagem abrangente:

Aquisição de dados:

- O dentista começa por obter um exame intra-oral ou um modelo dos dentes do doente.

- O ideal é adquirir uma tomografia computorizada de feixe cónico (CBCT) de alta qualidade de toda a arcada.

Integração de ficheiros:

- O software importa tanto o ficheiro STL do modelo como os ficheiros DICOM do exame CBCT.
- Três a seis marcadores ou pontos de referência são estrategicamente colocados em ambos os ficheiros de digitalização.

Fusão automática:

- O software funde automaticamente as duas digitalizações, alinhando-as lado a lado e fazendo as anotações necessárias.
- O processo de fusão é essencial para criar uma representação completa e exacta.

Sobreposição de imagens:

- Para um planeamento preciso, é utilizada a sobreposição de imagens.

- Assegura que nem a manga nem a broca virtual entram em contacto com a digitalização da superfície no controlo de imagem combinado, garantindo a precisão.

O fluxograma do processo da guia endodôntica é o seguinte

Depois de adquirir um exame CBCT de uma arcada completa e uma impressão digital dos dentes do paciente, o dentista tem 3 opções:

• Opção 1: O caso pode ser enviado para um centro de planeamento de terceiros se o dentista não quiser planear o caso ou não possuir equipamento de impressão 3D. Após o planeamento do caso, o centro devolverá o plano para aprovação. O centro imprimirá e enviará a guia de endoprótese que estará pronta a ser utilizada assim que for aprovada.

• Opção 2: Começar a utilizar software 3D para planear o caso, integrando a impressão digital e a renderização 3D da TCFC através da integração ótica. Organize o caso utilizando o programa. Caso a clínica do dentista não disponha de tecnologia de impressão 3D, encaminhar o caso para um serviço de planeamento. Quando a guia estiver pronta para ser utilizada com o seu próprio sistema de perfuração ou com o sistema de perfuração da sua escolha, o serviço irá inspecionar o caso, imprimi-lo e enviá-lo por correio.

• Opção 3: Se o dentista tiver acesso à tecnologia de impressão 3D no consultório, organize o desenho da guia preferida, produza o ficheiro STL e a) imprima a guia imediatamente a partir do consultório ou b) envie-a para qualquer laboratório próximo para impressão.

Este processo minucioso assegura a criação de um guia endodôntico personalizado, adaptado às necessidades específicas do paciente. Dá ênfase à flexibilidade, fornecendo múltiplas opções de planeamento e produção, servindo os recursos e as preferências da clínica dentária.

A endodontia guiada é uma síntese de tecnologia de ponta e execução especializada. De acordo **com a "Endodontia guiada" de Niraj Kinariwala Lakshman Samaranayake**, esta abordagem demonstra uma dedicação à obtenção dos melhores resultados possíveis com o mais elevado nível de exatidão ao longo de todo o processo.

APLICAÇÕES DA ENDODONTIA GUIADA

A terapia do canal radicular (TRC) e a microcirurgia endodôntica (ME) são tratamentos comuns para o tratamento de doenças endodônticas. Combinando a tomografia computorizada de feixe cónico (CBCT), pontas ultra-sónicas, microscopia operatória dentária (DOM) e materiais de obturação contemporâneos, as taxas de sucesso combinadas da RCT e da EMS modernas foram previstas em 92,6% e 91,3%, respetivamente **(Burns et al. 2003; Pinto et al. 2020)** Na prática clínica, encontrar canais radiculares em pacientes com obliteração do canal pulpar (PCO) ou anomalias estruturais continua a ser um procedimento laborioso e dependente de especialistas. Da mesma forma, barreiras anatómicas como o seio maxilar ou o forame mental podem dificultar a localização precisa do ápice radicular durante a EMS, o que pode comprometer o prognóstico do paciente **(Wang et al. 2017; Um, Johnson & Fayad 2023).** Por conseguinte, para realizar uma RCT ou EMS nesses pacientes complexos, devem ser implementados procedimentos mais precisos e minimamente intrusivos.

No domínio da saúde, a revolução tecnológica prossegue a bom ritmo, com avanços rápidos e uma progressão geométrica. Equipamentos modernos e eficazes tornaram a terapia de canais radiculares mais segura, exigindo menos visitas e oferecendo maior conforto ao paciente. Segurança na instrumentação automatizada de canais radiculares com lima de níquel-titânio.

A versatilidade do aparelho ultra-sônico em diferentes estágios clínicos, bem como a precisão com que os localizadores apicais eletrônicos podem determinar o comprimento de trabalho **(Morais et al. 2016),** a visão ampliada do campo operatório **(Bueno et al. 2021; Cheng et al. 2021; mazzi-chave et al. 2021)** e os diagnósticos mais precisos feitos com a tomografia computadorizada de feixe cônico (CBCT) são alguns exemplos dos avanços tecnológicos que melhoraram a endodontia e elevaram o calibre dos resultados.

A medicina dentária digital tornou-se uma realidade dos procedimentos clínicos e tem sido amplamente explorada pela reabilitação oral, implantologia, ortodontia, cirurgia oral, entre outros **alauddin et al. 2021.**

O advento do planeamento digital foi desencadeado pela possibilidade de reproduzir com precisão a anatomia do rosto ou dos dentes e transferir este modelo para um ambiente virtual. As fases clínicas podiam ser planeadas virtualmente, avaliando potenciais erros ou prevendo com precisão a quantidade de desgaste na preparação dos dentes, a direção e o comprimento de um implante, o padrão de movimento dos dentes, etc., graças à criação de software especializado para este fim. A terapia de navegação digital (DGT) foi inicialmente apresentada como um novo conceito de endodontia guiada (GE) para obter acesso aos canais radiculares através de modelos concebidos por computador por **Krastl et al. e Zehnder et al. em 2016.** A DGT foi inspirada na implantologia guiada para doenças endodônticas. Na verdade, relatos anteriores de casos de Dens invaginatus (DI) já utilizaram diretrizes para mostrar o melhor local para penetrar e a direção de perfuração para aceder à câmara pulpar ou à área de invaginação **(Kfir et al. 2013)**. Tanto o estudo de caso como a investigação fundamental sugeriram que a GE é um método seguro e praticamente viável para identificar canais radiculares **(Krastl et al. e Zehnder et al. 2016).**

Desde então, inúmeras investigações demonstraram que a EG pode preparar cavidades de acesso em dentes anteriores ou mesmo posteriores **(Connert et al. 2018; Maia et al. 2019; Torres et al. 2019, 2021).** Em várias publicações, a frase "endodontia microguiada" também foi usada para se referir à EG. T. Connert et al.2019 Torres et al. 2018 Simultaneamente, o modelo cirúrgico também foi aplicado no EMS para osteotomia guiada e ressecção do ápice radicular **(Ahn et al. 2018).**

A EMS direcionada (TEMS) foi apresentada por **Giacomino et al. (2018),** que realizaram uma osteotomia de passo único, ressecção da extremidade da raiz e biópsia durante a EMS utilizando guias cirúrgicas e brocas de trefina.

De acordo com outras investigações, o TEMS reduz eficazmente a incidência de complicações intraoperatórias e sequelas pós-operatórias, melhorando também a previsibilidade do EMS **(Hawkin et al. 2018, 2020; Benjamin et al. 2021).**

Ao combinar vários instrumentos e criar os seus próprios, a endodontia digital avançou no tratamento de casos complicados **(loureriro et al. 2021).** A endodontia guiada foi possível graças à representação precisa da anatomia interna oferecida pelos aparelhos e softwares de TCFC, além de recursos digitais como o planejamento e a impressão 3D. Esse método, que tem indicações particulares e resultados mais previsíveis, é aplicado em diferentes etapas do tratamento de canais radiculares.

ENSAIO CLÍNICO RANDOMIZADO

DENTES CALCIFICADOS

Uma vez que a maioria dos casos de PCO são assintomáticos, não é necessário efetuar um RCT. Um exame radiográfico ou o escurecimento da coroa do dente são sinais incidentais comuns de PCO. A TCR é recomendada apenas em casos de lesões periapicais em radiografias ou queixas clínicas **(Adekoya-Sofowora, Kolawole e Oginni 2009; McCabe e Dummer 2012)**. Mas, tanto para endodontistas novatos como experientes, os tecidos calcificados obstruem a entrada do canal, tornando a terapia do canal radicular um desafio **(Kolawole, Adekoya- Sofowora e Oginni 1998).**

Quando se trata de um dente calcificado, a fase cirúrgica mais difícil é o acesso aos canais radiculares, que afecta principalmente os terços médio e apical do dente, tornando impossível manter a orientação correta da trepanação. Isso pode causar desvios ou perfurações mesmo por endodontistas habilidosos, aumentando o risco de insucesso. **(Loureiro et al. 2021).** Nesse sentido, a utilização do procedimento guiado no paciente resulta em maior segurança, maior previsibilidade, menor quantidade de tecido dentário removido e menor período clínico **(Connert et al. 2017, 2019; loureiro et al. 2020).**

De acordo com a investigação publicada, os dentes anteriores com raízes rectas simples e sintomas óbvios de periodontite apical devem ser os primeiros a beneficiar da técnica DGT em casos de PCO. Um modelo personalizado pode direcionar efetivamente a broca específica para passar pela porção obliterada do canal radicular e obter acesso à região apical quando a maioria dos canais era visível no terço apical das raízes da CBCT **(Krastl et al. 2016; Connert et al. 2018).**

Deve notar-se que os bordos incisais dos dentes anteriores foram comprometidos na maioria dos casos de DGT pela perfuração, que foi feita para obter um acesso em linha reta **(Krastl et al. 2016; Connert et al. 2017).**

Lara-Mendes et al. (2018) observaram que, apesar do facto de estudos anteriores de EGD terem concebido várias guias de perfuração, incluindo a guia de esmalte e a guia de dentina para realizar o acesso palatino, estas aumentaram o custo dos modelos e a complexidade do tratamento. Na nossa investigação **(Du, Wei & Ling 2022),** a EGD demonstrou que é possível obter um acesso palatino convencional removendo previamente o esmalte de forma adequada e ajustando-o em tempo real. No entanto, o processo de perfuração pode não ser estável sem a ajuda de modelos. Ainda é discutível se a DGT pode ser utilizada para encontrar os canais calcificados em dentes posteriores.

Embora os pré-molares e molares tenham sido submetidos a ensaios de SGE e DGE **(Dianat et al. 2021; Lara-Mendes et al. 2018; Torres et al. 2021),** os clínicos continuam a enfrentar desafios significativos devido à colocação dentária, distância interoclusal e canais curvos **(Buchgreitz, Buchgreitz & Bjørndal 2019).**

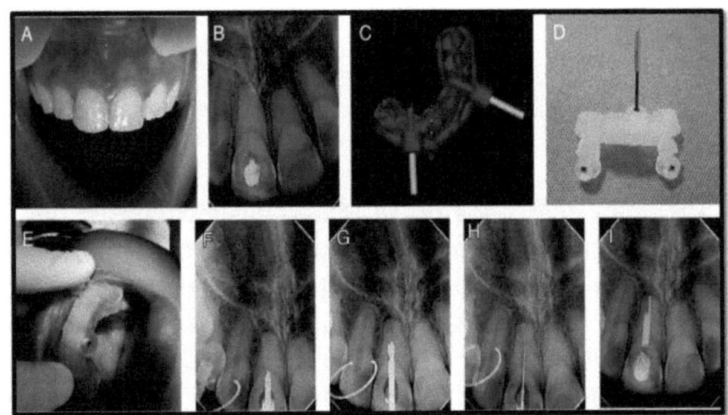

Fonte: Tavares, W.L.F., Viana, A.C.D., de Carvalho Machado, V., Henriques, L.C.F. e Sobrinho, A.P.R., 2018. Acesso endodôntico guiado em dentes anteriores calcificados. Revista de endodontia, 44(7), pp.1195-1199

DENTES COM ANOMALIAS ANATÓMICAS.

Agenesia dentária, hipodontia, atraso na formação ou erupção dentária, dentes anatomicamente deformados e dentes supranumerários são exemplos de dentes com anomalias anatómicas em humanos **(OKlein et al. 2013).** Atualmente, existem apenas alguns estudos de caso que descrevem a utilização de SGE em dentes com anomalias na sua anatomia. De acordo com a CBCT, a prevalência total de DI, um defeito anatómico bastante frequente, na população adulta é de 9% **(González-Mancilla et al. 2021)**. De acordo com uma pesquisa de CBCT, a prevalência de dentes é de 0,494% e DI é de 8,47% na população chinesa. **(Wang, Liand Chen 2021).**

As DI podem ter uma variedade de morfologias, incluindo formas regulares, cónicas, de encaixe, de cúspide de talão e de sulco. Normalmente, os exames radiográficos - particularmente a CBCT, que pode produzir imagens em 3D - são utilizados para diagnosticar a DI **(Russo et al. 2021).**

A classificação de DI mais frequentemente aceite foi proposta por **Oehlers (1957):** Tipo I, a invaginação não se espalha para além da junção cemento-esmalte. O tipo II é uma invaginação que entra na raiz, mas permanece contida como um saco cego. O Tipo III é uma invaginação que se liga diretamente ao ligamento periodontal, quer no forame apical (Tipo IIIb), quer lateralmente (Tipo IIIa), depois de se estender para além da junção cemento-esmalte.

A anatomia individual, a vitalidade da polpa, os estados periapicais e periodontais e a origem do trato sinusal influenciam o método de tratamento da DI **(Hou e Zhang 2020).** Quando o esmalte é dobrado em dentina, é criado um sistema de canais radiculares irregular, o que dificulta a execução da RCT tradicional. Numerosos estudos de caso demonstraram a utilização de SGE em pacientes com DI com distúrbios periapicais ou pulpares.

No estudo inicial de 2013, a CBCT foi utilizada para criar modelos plásticos dos dentes para fins de treino. De seguida, foi construído um dispositivo de guia de perfuração externo para acesso à cavidade de invaginação. Este método permitiu a recuperação dos tecidos periapicais, preservando a viabilidade pulpar do canal radicular principal DI tipo IIIb **(Leitner et al. 2013).** Guias estáticos para o DI tipo II também foram produzidos em casos posteriores, permitindo a terapia endodôntica com acesso preciso e conservador à câmara pulpar **(Jethani e Ali 2019).**

Outra anomalia anatómica com um tubérculo, ou elevação extra sólida numa secção da superfície da coroa, é o dens evaginatus (DE). O DE é visto principalmente em pessoas asiáticas, onde se manifesta frequentemente na superfície lingual dos dentes anteriores e na superfície oclusal dos pré-molares inferiores **(Levitan & Himel 2006; Ayer, Vikram & Suwal 2015).** 70% do tubérculo pode ser coberto por polpa, e esta polpa exposta pode resultar de fricção de escovação ou erosão oclusal **(Oehlers, Lee e Lee 1967)**. Como a polpa é facilmente acessível na maioria dos casos de DE, a DGT não é normalmente necessária.

No entanto, com o objetivo de obter um acesso vestibular minimamente invasivo, há um relato de caso usando SGE em um incisivo central com um tubérculo no terço gengival medial e na superfície dentária vestibular medial **(Mena-Álvarez et al. 2017).**

Outra anomalia anatómica rara que acelera a aposição da dentina é a displasia dentinária (DD). Espaços pulpares estreitos, desenvolvimento atípico da dentina e esmalte normal são frequentemente as suas caraterísticas definidoras. A DD é dividida em dois subtipos: DD-1 tem sempre uma cor e forma de coroa típica, mas também tem uma raiz pontiaguda ou inexistente. O DD-2 tem caraterísticas semelhantes às coroas translúcidas âmbar com polpa obliterada e atrito considerável, bem como raízes finas de comprimento normal **(Dixon et al. 2008; Chen et al., 2019)**

O plano de tratamento da DD é decidido pela história dentária, idade, estado da polpa e comprimento da raiz. Quando se determina que os dentes com DD e canal calcificado devem ser submetidos a uma RCT, a DGT pode ser considerada como uma ajuda. Por exemplo, um caso utilizou a SGE para localizar canais radiculares obliterados em seis dentes de um paciente com DD-1, e sinais claros de cicatrização apical estavam presentes no acompanhamento de 1 ano **(Krug et al. 2020).** Os dentes necessitam de um retratamento do canal radicular. O RCT geralmente falha quando o tratamento é realizado de forma inadequada **(Siqueira 2001).**

REMOÇÃO DE FIBROCIMENTO

Quando um dente requer o retratamento de um canal radicular, o endodontista tem de abrir novamente o dente para remover o material de obturação antigo, que inclui os materiais do pilar e do núcleo, para além da coroa, de modo a obter acesso aos canais radiculares. **Fabbro et al., 2016.**

Os pinos de fibra com um núcleo de compósito estão a tornar-se cada vez mais populares para restaurar a estrutura dentária devido às suas elevadas capacidades de ligação, módulo de elasticidade semelhante à dentina e apelo cosmético **(Gresnigt et al. 2018).** Mesmo com a aplicação da ampliação DOM, torna-se difícil discernir a fibra num canal radicular profundo quando o dente necessita de um retratamento, porque o cimento entre o pino e a dentina é difícil de quebrar. Quando a remoção do pino é feita rotineiramente usando pontas ultra-sônicas e brocas de haste longa, há uma maior chance de perfuração da raiz e desvio do eixo, o que diminui a chance de sobrevivência do dente **(Ha et al. 2021).** A utilização de SGE pode minimizar a perda de estrutura dentária remanescente nos dentes anteriores e posteriores, ao mesmo tempo que ajuda na remoção rápida e segura dos pilares **(Janabi et al. 2021).**

Os procedimentos endodônticos regenerativos, ou REPs, são hoje amplamente reconhecidos como uma opção terapêutica viável para dentes necrosados e imaturos. A administração de medicação intracanal, a indução de hemorragia e a aplicação de agregado de trióxido mineral (MTA) são as etapas envolvidas nos REPs. A barreira de MTA pode precisar ser removida e a TCR pode ser necessária se as REPs falharem ou se os dentes estiverem traumatizados **(Wei et al. 2022).** Tecidos mineralizados formaram-se nos canais de certos dentes, causando PCO após REPs em exames de longo prazo **(Lin et al. 2016).**

Tal como acontece com a pós-remoção, a perda dentinária significativa ou o desvio iatrogénico também podem surgir durante a remoção do MTA em dentes que tinham sido previamente tratados com REPS **(Ali & Arslan 2021).** realizaram um estudo ex vivo que utilizou SGE para remover o MTA e sugeriram-no como um método útil; no entanto, não foi publicado qualquer relatório clínico ou estudo. Além disso, o desvio

iatrogénico ou a perfuração do canal radicular podem ocorrer como resultado do tratamento com PCO em determinados casos **(Bhuva e Ikram 2020).** Em algumas situações, uma guia 3D bem concebida parece permitir o retorno ao canal original e alcançar a patência após o retratamento; no entanto, como a DGT pode deteriorar ainda mais a estrutura do dente, é importante considerar cuidadosamente se vale a pena a relocalização do canal. **(Braga Diniz et al. 2022).**
Nos últimos anos, a utilização de pinos de fibra de vidro na reabilitação dentária tornou-se omnipresente. No entanto, quando tem de ser removido, representa uma dificuldade significativa para os médicos dentistas, podendo resultar em fracturas, propagação de fissuras, desvios radiculares ou perfurações **(Maia et al. 2021).**

Consequentemente, a utilização do planeamento virtual e da impressão de guias resultou no aumento da segurança durante o processo, na diminuição do tempo clínico, no aumento do conforto do doente e na diminuição do stress dos profissionais **(Maia et al. 2019, 2021).**Endodontistas experientes removem pinos de fibra de vidro usando uma variedade de ferramentas, incluindo microscópios ultra-sónicos e cirúrgicos. No entanto, um estudo recente **(Gomez et al. 2020)**, comparando o acesso guiado com recursos de ampliação e ultra-sons e avaliando a perda de dentina e as variações no canal do canal radicular, demonstrou que o procedimento guiado produziu resultados favoráveis. Na endodontia guiada, houve menos evidências de dentina desgastada, uma variação de 25% em relação ao trajeto original e uma duração operacional mais curta, o que contribuiu para aumentar a previsibilidade do tratamento.

SGA

A EMS é uma técnica alternativa previsível para o tratamento não cirúrgico da doença periapical persistente e recorrente. O principal objetivo da SGA é evitar a fuga de bactérias do sistema de canais radiculares para os tecidos periapicais através da colocação de materiais de obturação da extremidade radicular após a ressecção da extremidade radicular **(von Arx et al. 2011).** No entanto, mesmo com o auxílio de técnicas modernas, incluindo a DOM, a localização precisa da extremidade da raiz para ressecção e o controlo do comprimento da ressecção (3 mm) são passos difíceis durante a EMS **(Jang et al. 2014).**
Com menos tecido ósseo removido e melhor região da lesão e posição do ápice dentário, é necessário um guia para acesso cirúrgico **(Benjamin et al. 2021).** Estas técnicas guiadas também diminuem a possibilidade de problemas trans e pós-cirúrgicos, como hemorragia ou danos a estruturas anatómicas próximas. Também resulta em um melhor prognóstico e um período de cicatrização mais rápido **(Ahn et al. 2018).**
Os protótipos de guias facilitam o tratamento de casos difíceis que envolvem contacto próximo com estruturas anatómicas nobres e acesso cirúrgico. Três casos envolvendo o uso de guias cirúrgicos em uma abordagem de microcirurgia endodôntica direcionada foram relatados por Benjamin et al. **(Benjamin et al. 2021).** Estes casos demonstram a utilidade diagnóstica das imagens de CBCT na

identificação de feixes neurovasculares e a aplicação das guias para reduzir o risco de danos a estas estruturas significativas. O uso do acesso guiado em procedimentos envolvendo a raiz palatina de um segundo molar superior, raízes fundidas de um primeiro molar superior e um segundo pré-molar inferior com proximidade apical ao forame mental foi comprovado **(giacomino, ray e wealleans 2018).** As diretrizes incentivaram a osteotomia e a apicectomia precisas em relação à angulação, ao diâmetro e à extensão em todos os casos relatados.

Recentemente, foi afirmado que a EGS ou a EGD podem ajudar a localizar a localização exata da extremidade da raiz e removê-la com a menor quantidade de invasão **(Ye et al. 2018; Giacomino et al. 2019; Fu et al. 2022).** Em dentes anteriores rodeados por uma placa vestibular espessa e estruturas anatómicas potencialmente prejudiciais, a EG parece ser mais importante do que a mão livre (FH) em comparação com situações de dentes anteriores com placa vestibular fina ou deficiente. A broca trefina com um diâmetro externo fixo (4 mm ou 5 mm) foi altamente recomendada devido à sua capacidade de executar a osteotomia e a ressecção da extremidade da raiz num único passo, com dimensões, angulação, diâmetro e profundidade previsíveis **(Giacomino, Ray & Wealleans 2018)** .O TEMS usando uma broca de trefina oca poderia lidar com os casos pré-molares ou molares sem danificar o seio maxilar, o nervo mental e a artéria palatina maior numa extensão segura **(Giacomino, Ray & Wealleans 2018; Popowicz, Palatyńska-Ulatowska & Kohli 2019; Benjamin et al.2021).** Um estudo de CBCT de 250 pacientes sugeriu que a TEMS da raiz palatina superior poderia ser realizada com uma margem de segurança de 2 mm em 47% dos primeiros molares e 52% dos segundos molares devido à maior proximidade da artéria palatina e ao ângulo ou nível de ressecção desfavorável **(Buniag, Pratt & Ray 2021).**

Além disso, um relatório usou serra piezoelétrica no EMS guiado, **(Strbac et al. 2018).** mas a capacidade de corte lenta e a grande janela óssea que corre o risco de danificar os dentes vizinhos podem ser motivo de preocupação **(Popowicz, Palatyńska-Ulatowska & Kohli 2019).**

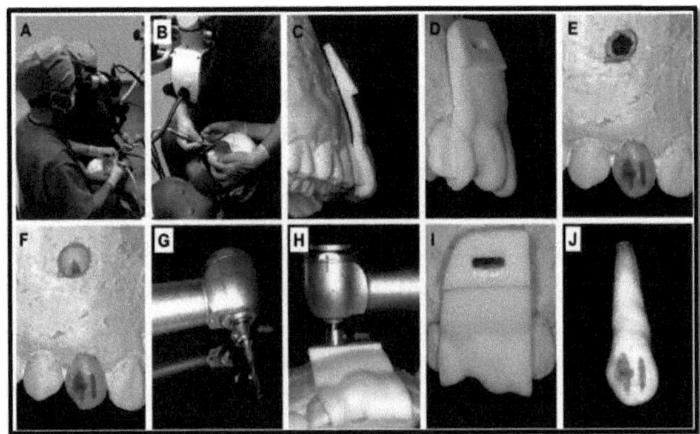

Fonte: Peng, L., Zhao, J., Wang, Z.H., Sun, Y.C. e Liang, Y.H., 2021. Precisão da ressecção da extremidade da raiz usando um guia digital em cirurgia endodôntica: Um estudo in vitro. Jornal de Ciências Dentárias, 16(1), pp.45- 50.

AUTOTRANSPLANTE DE DENTES

Quando está disponível um dente dador do mesmo paciente, o autotransplante é uma opção terapêutica que pode ser considerada. Trata-se do reposicionamento de um dente autógeno num local recetor criado cirurgicamente ou noutro local de extração dentária. A propriocepção, o funcionamento regular do periodonto e a preservação do volume ósseo alveolar podem ser obtidos com um transplante automático bem-sucedido **(Ong, Itskovich e Dance 2016).** O contacto entre o local recetor e a superfície radicular do dente dador, o tempo extra-oral do dente dador e as células do ligamento periodontal não danificadas e viáveis são factores importantes que influenciam o prognóstico do transplante automático **(Andreasen et al. 1981; Hupp et al. 1998).**

Numa declaração de posição publicada em 2021, a Sociedade Europeia de Endodontologia (ESE) discutiu a fundamentação, o processo e os resultados da extrusão cirúrgica, da reimplantação intencional e do autotransplante dentário.

Os modelos de prototipagem rápida assistida por computador (CARP), ou réplicas de dentes, e os modelos-guia impressos em 3D são recomendados porque podem replicar com precisão as dimensões do dente dador e permitir um reposicionamento 3D ideal com menos tempo extra-oral e tentativas de adaptação **(Plotino et al. 2021).**

Antes da cirurgia ou para a colocação repetida no alvéolo ósseo preparado em vez do dente dador real, o modelo CARP é utilizado para a prática **(Lee et al. 2001; Kim et al. 2021).** Para a preparação da osteotomia guiada e a colocação do dente dador, são impressos modelos cirúrgicos **(Strbac et al. 2016; Kim, Choi & Pang 2019).** Para obter a posição 3D mais ideal e as dimensões necessárias, podem ser concebidos vários modelos cirúrgicos ou guias de eixo de perfuração múltipla **(Strbac et al. 2016; Ashkenazi et al. 2018; Strbac et al. 2020; Lucas-Taulé, et al. 2020).**

ANESTESIA INTRA-ÓSSEA

A anestesia intra-óssea é uma técnica suplementar dos bloqueios típicos do nervo alveolar inferior, que permite que a solução anestésica seja injectada diretamente no osso esponjoso **(Nilius et al. 2020).** No entanto, o método sensível à técnica é difícil de dominar, pois podem surgir complicações associadas à ponta da broca, incluindo perfuração inadequada da placa cortical, separação no osso e trauma no periodonto ou raiz adjacente **(Dunbar et al. 1996; Nusstein et al. 2003).** Um estudo pré-clínico relatou o uso de navegação dinâmica para administrar anestesia intra-óssea em modelos de mandíbula impressos em 3D. Em comparação com a HF, a EGD é mais segura na perfuração intra-óssea para evitar lesões nas raízes dos dentes adjacentes nas proximidades **(Jain et al. 2020)**, mas precisa de ser mais explorada na prática clínica. Uma abordagem revolucionária para casos endodônticos complicados que poderiam resultar em erros durante os tratamentos convencionais é fornecida pela tecnologia de endodontia guiada. Esta técnica de aplicação clínica é fácil de usar, precisa e eficaz **(buchgreitz et al. 2016,2019; kostunov et al 2021;**

torres et al. 2021). Simboliza a integração do planeamento digital e da tecnologia na vida do endodontista, aumentando a previsibilidade dos casos em que é utilizada na prática clínica. Além disso, uma vez que os centros de planeamento digital estão equipados com tecnologia de captura de imagem, planeamento virtual e impressão de guias, o investimento financeiro necessário para o negócio é mínimo. Além disso, requer menos sessões clínicas, o que aumenta o conforto do paciente e diminui o stress por parte da equipa de saúde.

FLUXO DE TRABALHO DIGITAL E CLÍNICO DA ENDODONTIA GUIADA

A abordagem endodôntica convencional pode resultar em complicações como a alteração da geometria do canal radicular ou a perda substancial de tecido duro dentário **(Connert et al. 2019)**. Isto pode enfraquecer significativamente o dente afetado e pode, em última análise, levar à perfuração da raiz ou à fratura do dente **(Cvek et al.1982; Wilcox et al. 1997; Krishan et al. 2014; Plotino et al. 2017).**
A abordagem endodôntica guiada para localizar e aceder aos canais radiculares parece ser uma forma promissora de prevenir tais complicações **(Buchgreitz et al. 2016; Krastl et al. 2016; van der Meer et al. 2016; Zehnder et al. 2016).**

- O planeamento e o fluxo digital da endodontia guiada podem ser divididos em:

1 - Uma fase laboratorial para a produção da guia endodôntica, na qual a maioria dos processos é efectuada na ausência do paciente, com a ajuda de ferramentas digitais.

2 - Uma fase clínica de aplicação do guia em procedimentos operatórios.

- O esquema básico do fluxo de trabalho é o seguinte:

1) Exame.

2) Tomografia computorizada de feixe cónico.

3) Impressão digital intra-oral: Digitalização intra-oral direta

Impressão de digitalização indireta ou modelo de gesso.

4) Importar ficheiros DICOM e Standard Tessellation Language para software de planeamento digital.

5) Traçar a trajetória de perfuração virtual e a guia endodôntica.

6) Impressão tridimensional.

7) O ajuste da guia antes e depois da colocação de um dique de borracha tem de ser controlado.

8) É necessário fazer um sinal através da guia para indicar o ponto de acesso em dentes não tratados.

9) Remover o esmalte até a dentina ficar exposta.

10) Colocar a guia sobre os dentes.

11) Proceder através da guia: utilizar brocas rotativas na dentina e explorar o canal através da guia.

12) A remoção da guia para enxaguar a cavidade e limpar as brocas controla o acesso endodôntico com a ajuda de um microscópio ótico.

13) Efetuar um exame radiográfico para confirmar o acesso correto ao canal.

14) Concluir o tratamento do canal radicular.

O Fluxo Digital de Endodontia Guiada segue a mesma sequência de processos realizados no Fluxo Digital de Implantodontia para procedimentos cirúrgicos guiados na instalação de implantes.

Fase laboratorial

Uma vez indicada a indicação para o uso de uma guia endodôntica, o profissional deve verificar se o paciente possui tanto o exame de TCFC na região de interesse quanto o modelo da arcada do paciente em formato digital. Uma vez que o Fluxo Digital se inicia com a aquisição de ficheiros DICOM e STL, estes ficheiros podem ser avaliados desde que o paciente tenha efectuado esta aquisição recentemente e não tenha havido procedimentos dentários adicionais que possam ter alterado a anatomia dentária interna ou a superfície dos tecidos orais (dentes/periodonto). É necessário efetuar um novo pedido se o paciente não os tiver ou se algum destes ficheiros for de má qualidade. A arcada intra-oral do paciente será digitalizada para obter o ficheiro STL, e o exame CBCT será solicitado para obter o ficheiro DICOM.

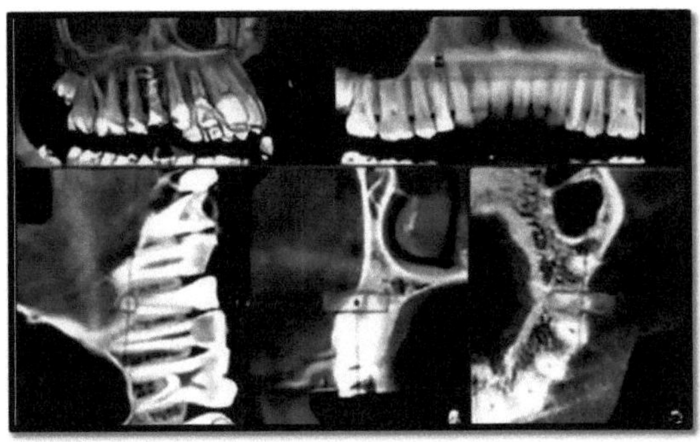

Fonte: Manishaa, B., Sajjan, G.S., Kinariwala, N., Varma, K.M., Ponnada, N. e Bagu, S.V., 2024. Navegação dinâmica endodôntica para microcirurgia apical precisa: Relato de caso. Endodontologia, 36(2), pp.181-187.

Após a aquisição dos ficheiros DICOM e STL, o planeamento da guia endodôntica é efectuado por Centros de Planeamento Digital (Centros de Planeamento) ou por profissionais formados, utilizando software específico para o planeamento de guias cirúrgicas. Estas ferramentas de planeamento foram desenvolvidas para orientar a instalação de implantes e não o desgaste da parte interna do dente. Por isso, algumas vezes, a técnica de Endodontia Guiada pode ser contra-indicada durante a fase de planejamento devido à escassez de recursos aplicados às dimensões reduzidas da área de atuação da Endodontia. A direção e a área que a broca irá desgastar devem ser cuidadosamente consideradas, para além das medições do comprimento de desgaste e do diâmetro. Evitar trajectórias que favoreçam o desgaste de componentes anatómicos vitais para a longevidade dos dentes, nomeadamente as pontas das cúspides, as pontes de esmalte e o bordo incisal. A estimativa da espessura do tecido dentário após o tratamento guiado é crucial, uma vez estabelecido o comprimento de desgaste e o planeamento da trajetória. Para evitar incidentes de perfuração, os planos não devem projetar o desgaste a menos de 1 mm da superfície da raiz em contacto com o ligamento periodontal. Apesar de ser previsível, pensa-se que o desgaste direcionado para o terço apical da raiz tem uma média de variações de até 0,4 mm no final da broca **(Zehnder et al. 2016).** Um planeamento rigoroso e a impressão da guia reduzem os desvios. A estabilidade da guia e a possibilidade de desvio durante a operação de desgaste aumentam com o grau de adaptação da superfície oclusal dos dentes. Várias secções do manual têm janelas de inspeção programadas para confirmar a adaptação durante a fase operacional. O planejamento de recursos que restrinjam a mobilidade das guias é necessário em cenários clínicos que prejudiquem a estabilidade das mesmas. Aspectos desfavoráveis à estabilidade do procedimento guiado incluem, por exemplo, guias apoiadas em menos dentes ou a ausência de dentes próximos à região do tratamento guiado. Nesses casos, é necessário planejar a estabilização da guia com pinos de fixação. Outro elemento que contribui para a estabilidade do desgaste guiado é a utilização de anéis metálicos. O anel metálico pode limitar o movimento da broca de forma linear na direção coroa/ápice, de acordo com o percurso pretendido.Após a conclusão do projeto da guia endodôntica, o dentista responsável pelo caso deve obter um Relatório de Planeamento Virtual completo para revisão e aprovação. O ficheiro STL do desenho da guia só é fornecido para impressão 3D após aprovação. Por fim, são utilizadas resinas autoclaváveis para a impressão dos guias endodônticos.

Passos clínicos operatórios

Para que os acessos endodônticos guiados sejam bem-sucedidos, todas as etapas do processo laboratorial devem ser cumpridas. Além disso, os assuntos supracitados indicam que, para indicar com precisão o uso de guias e a materialização desse recurso, são fundamentais os recursos tecnológicos para o diagnóstico e o planejamento do fluxo digital. Para facilitar a compreensão do tema pelos clínicos, a abordagem será feita passo a passo. Para isso, será utilizado um caso clínico de obliteração de canal radicular com acesso prévio sem sucesso, associado à periodontite apical, para ilustrar o que o clínico deve estabelecer desde a chegada do guia impresso até o acesso guiado. As guias endodônticas são desenhadas e impressas em centros de planeamento digital e entregues ao clínico prontas a utilizar. Os Centros de Planeamento enviam um relatório de planeamento virtual que inclui detalhes sobre o exame intra-oral, a trajetória da broca, o comprimento da guia nos dentes vizinhos e a existência ou não de janelas de inspeção visíveis. Por conseguinte, quaisquer potenciais erros ou distorções na impressão da guia - tais como o desalinhamento das janelas de inspeção visual, a presença ou não de um anel metálico e se a extensão e o suporte da guia diferem do desenho original - devem ser confirmados no relatório final. Os testes são efectuados na boca para garantir a adaptação perfeita e a estabilidade da guia impressa após a confirmação da sua qualidade. O planeamento pode ser feito para guias com apoio apenas nos dentes vizinhos ou para guias com apoio nos dentes vizinhos e fixadas no osso, conforme abordado no documento Planeamento e fluxo digital para Endodontia Guiada **(Krastl et al. 2016; Lara-Mendes et al. 2018; Loureiro et al. 2021).** No entanto, as janelas de avaliação visual são um sinal crucial da adaptação perfeita da guia, quer se opte ou não pela fixação no osso. Mostram que a impressão e o planeamento foram feitos corretamente.

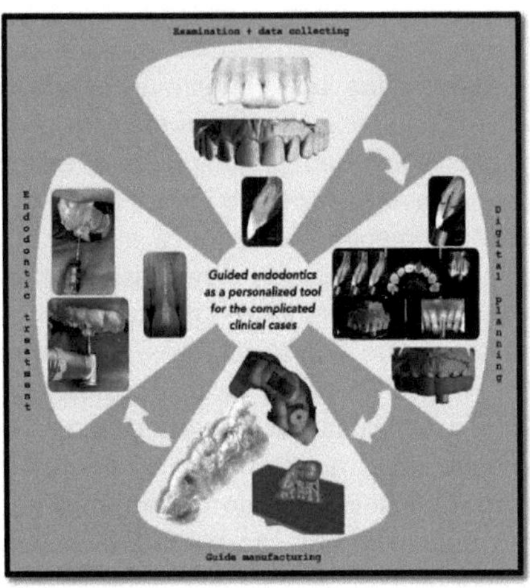

Fonte: Dąbrowski, W., Puchalska, W., Ziemlewski, A. e Ordyniec-Kwaśnica, I., 2022. Endodontia guiada como uma ferramenta personalizada para casos clínicos complicados. Jornal Internacional de Pesquisa Ambiental e Saúde Pública, 19(16), p.9958.

A abordagem endodôntica guiada é o passo seguinte após as fases operacionais. Para tal, é necessário um motor elétrico a funcionar continuamente a 800 RPM com um binário de 4,0 Ncm. Uma vez confirmada novamente a localização exacta da guia, é necessário estabilizá-la através de rega contínua e de ajuda física. Por fim, a broca deve entrar até tocar na base do anel, que é a referência de profundidade, e deve continuar até atingir o ponto planeado. O processo de rega deve ser contínuo e efectuado para o interior da guia. A cada avanço de 3mm, cria-se o interior do trajeto e lava-se a extremidade da broca, removendo todo o excesso de dentina aderida. O acesso guiado é finalizado assim que a broca entra em contacto com a base do anel. Esta abordagem sistemática não só assegura um acesso preciso ao sistema de canais radiculares, como também prepara o terreno para a conclusão bem sucedida do tratamento endodôntico, promovendo, em última análise, resultados favoráveis para o paciente e uma saúde dentária a longo prazo.

VANTAGENS E LIMITAÇÕES DA ABORDAGEM GUIADA

A endodontia contemporânea emprega normalmente métodos menos intrusivos e uma abordagem mais conservadora. Existe uma tendência crescente no ensino graduado e pós-graduado para incorporar esta ideia. Isto está de acordo com os objectivos da terapia endodôntica, que incluem a retenção vitalícia dos dentes naturais e a preservação a longo prazo de estruturas dentárias saudáveis, para além da prevenção e/ou tratamento da periodontite apical, o que é tanto mais importante quanto a esperança de vida da população está a aumentar e os dentes têm de funcionar durante mais de 80 anos. Os tratamentos endodônticos são complicados e, por vezes, tornam-se impossíveis devido a restaurações, obturações de compósito e calcificações. Isto pode resultar numa perda significativa de estrutura dentária e, ocasionalmente, em erros mortais aquando da preparação para o acesso à mão livre. As falhas podem ser evitadas de várias formas. Melhorar a orientação mental, manter uma preparação de acesso precisa e realizar tratamentos endodônticos menos invasivos e mais seguros são os principais objectivos.

VANTAGENS DA ABORDAGEM GUIADA

1. Minimiza o erro comum na visualização convencional e no tratamento à mão livre.
2. Promove um posicionamento replicável e uma precisão que permite o acesso a cavidades mais pequenas.
3. Útil em casos difíceis como a obliteração do canal pulpar ou na deteção da presença de um canal extra.
4. Não necessita de um microscópio operatório dentário.
5. Reduz o tempo operatório e aumenta a eficácia.

INCONVENIENTES DA ABORDAGEM GUIADA

1. O acesso guiado só é possível nas áreas rectas do canal radicular e torna-se impreciso nas regiões de curvatura.
2. Os canais com diâmetros extremamente estreitos podem não ser vistos nas imagens de CBCT, uma vez que os tamanhos dos voxels são maiores.
3. Os pacientes com abertura bucal restrita podem contraindicar o acesso guiado, especialmente nos dentes posteriores.
4. A presença de restaurações metálicas/obturações nos dentes provoca artefactos na radiografia.
5. Não é economicamente favorável para todos os doentes.

O avanço da impressão 3D e do software de planeamento levou ao desenvolvimento da endodontia guiada. Para situações complexas, as técnicas de acesso guiado agilizam os processos operacionais; no entanto, embora os procedimentos durem menos tempo, requerem mais tempo de planeamento **(Krastl et al. 2015). Connert et al.** afirmam que a endodontia guiada é um método preciso que pode prolongar a vida de um dente tratado, preservando mais tecido dentário em situações como o tratamento PCO **(Clark & Khademi 2010).**

Embora a PCO tenha sido a razão inicial para o uso da endodontia guiada, outras aplicações para essa abordagem incluem operações apicais, terapia de dens invaginatus e remoções de pinos **(Ahn et al. 2018; Buchgreitz et al. 2019; Maia et al. 2019).** A endodontia guiada tem, no entanto, algumas desvantagens. As ferramentas utilizadas para a conceção de guias, planeamento de guias e brocas de guia para cirurgias são derivadas de outros campos, nomeadamente a implantologia. Este facto resulta em limitações no tratamento de dentes com raízes finas com estes instrumentos e brocas. Além disso, ao planear guias endodônticas, devem ser tidas em conta pequenas discrepâncias, cuja probabilidade aumenta com a profundidade do acesso. De acordo com **Zehnder et al. (2016),** em dentes humanos de raiz única, o desvio médio vestibulolingual foi de 0,47 mm e o desvio médio mesiodistal foi de 0,29 mm. **Moreno-Rabie et al. 2020** descobriram que a endodontia guiada tem um menor risco de lesão iatrogénica e produz resultados altamente previsíveis. Realizaram uma avaliação exaustiva de artigos relativos à aplicabilidade clínica, à precisão e às limitações dos tratamentos endodônticos guiados. No entanto, é necessário efetuar ensaios padronizados adicionais e investigações de acompanhamento mais prolongadas. Algumas desvantagens da abordagem de endodontia guiada foram mencionadas anteriormente **(krastl et al. 2016; Zehnder et al. 2016; Connert, Zehnder & Weiger 2018).** Estes incluíram a exigência de um caminho reto para o ponto alvo apical, acessibilidade limitada na área posterior e potencial formação de microfissuras dentinárias e aumento de temperatura. Além disso, num contexto clínico, os artefactos de CBCT relacionados com restaurações altamente radiopacas podem interferir com o alinhamento do exame.

Numerosas pesquisas que examinaram vários aspectos da endodontia guiada mostraram resultados positivos. Isso indica que, mesmo para profissionais de endodontia equipados com microscópios operacionais, a endodontia guiada funciona melhor do que a localização convencional do canal radicular em dentes calcificados. Em uma investigação feita por **Connert et al. 2019,** a porcentagem de canais radiculares negociados e localizados com sucesso usando a técnica guiada (22/24) foi muito maior do que a da técnica convencional (10/24).

A cirurgia guiada está a emergir rapidamente como uma ferramenta útil na endodontia, tanto cirúrgica como não cirúrgica **(Moore et al. 2016, Buchgreitz et al. 2016, Plotino et al. 2017).** A vantagem é que permite um acesso direcionado com menos invasão. A adivinhação intraoperatória é eliminada pela preparação pré-operatória.

A tecnologia guiada por computador proporciona maior precisão e fiabilidade do que a perfuração à mão livre. Num modelo experimental de apicoectomia de Pinsky et al., o examinador perfurou para atingir o ápice à mão livre 70% das vezes, com variações de 2 mm, e 22% das vezes, com desvios de 3 mm. Com orientação, no entanto, foi relatado um desvio de 0,79 mm (0,33 desvio padrão). As seguintes conclusões foram observadas num estudo realizado por **(Omid Dianat 2020)** ao comparar a precisão e a eficiência do método convencional à mão livre com o sistema de navegação dinâmica da endodontia guiada.

PRECISÃO

O desvio na direção bucolingual foi significativamente menor (P ≤.001) no grupo do sistema de navegação dinâmica. No grupo do sistema de navegação dinâmica, a deflexão angular média foi significativamente menor (P ≤.0001). O grupo do sistema de navegação dinâmica teve significativamente menos remoção de dentina do que o grupo à mão livre, tanto ao nível da junção cemento-esmalte como no ponto de perfuração final (P ≤.0001). **(Omid Dianat 2020)**

EFICIÊNCIA

Os canais radiculares foram localizados com sucesso em 96,6% (29/30) das amostras no grupo do sistema de navegação dinâmica e em 83,3% (25/30) das amostras no grupo da mão livre (P >.05). Todas as 5 tentativas sem sucesso no grupo de mão livre resultaram em perfuração. Para além disso, foi encontrado gouging (ou seja, desvio que não resultou em perfuração) em 3 dentes no grupo de mão livre. Os contratempos de procedimento foram significativamente maiores no grupo de mão livre (P ≤.05) **(Omid Dianat 2020).**
O tempo médio necessário para localizar os canais foi significativamente menor no grupo do sistema de navegação dinâmica (P ≤.05). O tempo necessário para preparar cavidades de acesso pelo endodontista certificado foi significativamente menor do que o residente de endodontia do terceiro ano (P ≤.05) no grupo de mão livre. O resto das variáveis medidas não foram diferentes entre os 2 operadores (P > .05) **(Omid Dianat 2020).**
Para o doente e o dentista, o tempo necessário para terminar um canal radicular é um componente crucial dos cuidados endodônticos. A redução da exaustão mental e física e uma melhor experiência de tratamento, tanto para o paciente como para o médico, são os resultados de menos visitas, menos anestesia local e durações de tratamento mais curtas. No entanto, o encurtamento do tempo de tratamento não deve comprometer o resultado.
De acordo com o estudo **de Omid Dianat 2020**, o tempo de preparação do acesso foi reduzido com êxito para uma média de 4 minutos (com um máximo de 7 minutos) utilizando o método do sistema de navegação dinâmica. No grupo da mão livre, a localização dos canais demorou em média 7 minutos, com um intervalo de até 19 minutos.

Num Estudos anteriores confirmaram a precisão dos modelos estáticos guiados por CBCT na localização e negociação de canais calcificados, maximizando a conservação da dentina e reduzindo as complicações (**Zehnder et al. 2016; Connert et al. 2017**).

Relatos de casos demonstram sucesso previsível com uma técnica de guia estática em dentes com níveis variados de calcificação do canal (**Krastl et al. 2016; Connert et al. 2018; Fonseca Tavares et al. 2018; Torres et al. 2019**).

ENDODONTIA GUIADA POR ESTÁTICA

MÉRITOS

- Redução de danos iatrogénicos e complicações para o dente durante um procedimento de localização de obliteração parcial ou completa do canal pulpar (**Buchgreitz et al. 2019**).
- Diminuição do tempo de tratamento em comparação com a preparação à mão livre (**Ali & Arslan, 2021**). O tempo gasto na execução da trajetória de perfuração foi estimado em menos de 5 minutos (**Buchgreitz et al. 2019**).
- O tempo extra não é passado na cadeira do consultório dentário, mas sim no laboratório digital (**Connert et al. 2017**).
- A SG evita perfurações ou transporte do canal e pára quando existe uma hipótese razoável de completar a instrumentação para além da curvatura (**Buchgreitz et al. 2019**).
- Localização mais previsível e rápida de canais radiculares calcificados com uma perda de substância significativamente menor do que o acesso endodôntico tradicional (**Connert et al. 2021**).
- É possível efetuar procedimentos complexos com menor influência da experiência do operador do que as preparações de acesso tradicionais (**Connert et al. 2021**).

DEMERITOS

- Numa configuração clínica, muitos dentes que requerem intervenção têm restaurações de cobertura total. Nesta condição, os artefactos de CBCT resultantes de restaurações altamente radiopacas podem dificultar o alinhamento das digitalizações (**Ackerman et al. 2019; Ali & Arslan, 2021; Connert et al. 2021**).
- A primeira geração do sistema SG requer exames adicionais de CBCT com stents termoplásticos e marcadores fiduciais radiográficos, o que aumentou a dose de radiação (**Chong et al. 2019**). O atual sistema de registo de traços pode utilizar exames de CBCT pré-existentes de pequeno campo de visão, reduzindo assim a quantidade de exposição à radiação (**Connert et al. 2018**).
- A sobreposição da impressão ótica pode ser mais difícil quando se utiliza um pequeno campo de visão da TCFC (**Ackerman et al. 2019**).
- Um guia impresso tem uma espessura inerente e pode fornecer apenas uma

trajetória reta até ao alvo, o que pode dificultar o posicionamento da peça de mão **(Ackerman et al. 2019; Chong et al. 2019; Ali & Arslan, 2021; Connert et al. 2021).** Se o espaço interoclusal não for suficientemente grande para a guia, a broca e a peça de mão, a utilização da férula pode ser limitada na região posterior **(Connert et al. 2017, 2019).**

- Esta técnica tem limitações anatómicas relacionadas com a curvatura do canal, a presença de sulcos radiculares, raízes ovais ou istmos **(Connert et al. 2017; Buchgreitz et al. 2019).**
- Uma vez que o SG não permite o arrefecimento com água, o calor de fricção da broca em espiral pode aumentar a temperatura sobre o dente durante a perfuração **(Krastl et al. 2016; Zehnder et al. 2016; Connert et al. 2017, 2018, 2019; Ali & Arslan, 2021; Torres et al. 2021).**
- Devido à sua rigidez, uma vez fabricado o SG, o modelo não permite que o médico ajuste a angulação, o tamanho, a profundidade ou o tipo de broca durante o tratamento **(Chong et al. 2019; Connert et al. 2019).**
- O planeamento e o fabrico do modelo são demorados **(Buchgreitz et al. 2019; Connert et al. 2019)** e dispendiosos **(Connert et al. 2017).**
- Em dentes multirradiculares, a SG precisa de um número de mangas diferentes para permitir o acesso a canais individuais **(Lara-Mendes et al. 2018; Chong et al. 2019).**
- As forças geradas particularmente na ponta da broca podem aumentar e podem induzir microfissuras dentinárias **(Krastl et al. 2016; Connert et al. 2018).**
- A perda de tecido duro é comparável a uma preparação pós-espacial e pode prejudicar a estabilidade da raiz, tornando o dente mais propenso a fracturas **(Krastl et al. 2016).**
- As guias SG devem ser posicionadas sobre vários dentes para adquirir uma estabilidade adequada. Por conseguinte, é necessário isolar vários dentes ou iniciar o tratamento sem o dique de borracha **(van der Meer et al. 2016).**

SISTEMA DE NAVEGAÇÃO DINÂMICO

MÉRITOS

- As aquisições, o planeamento e o tratamento de CBCT e de digitalizações intra-orais podem ser efectuados no mesmo dia, reduzindo o tempo de permanência na cadeira
- tempo e exposição à radiação **(Dianat et al. 2020, 2021; Torres et al. 2021).**
- O arrefecimento por água é melhorado, uma vez que não existe uma barreira entre a fonte de água e a broca, reduzindo o risco de danos na estrutura dentária devido ao sobreaquecimento **(Chong et al. 2019; Torres et al. 2021).**
- Pode ser utilizado em casos de espaço vertical limitado, uma vez que não é necessária uma guia

(Dianat et al. 2020, 2021; Torres et al. 2021).

▪ Pode ser utilizada qualquer broca, uma vez que não existe um sistema de acoplamento especial **(Torres et al. 2021).**
▪ Não ocorrem falhas de orientação devido a guias mal ajustadas **(Stefanelli et al. 2019).**
▪ O planeamento é simplificado, uma vez que não há necessidade de uma conceção-guia **(Dianat et al. 2020, 2021; Torres et al. 2021).**
▪ Podem ser planeados e executados facilmente vários percursos para a broca em dentes com vários canais, em comparação com a técnica SG **(Torres et al. 2021).**
▪ O DNS aumenta a segurança intraoperatória e é superior em termos de precisão ao tratamento à mão livre **(Chong et al. 2019; Dianat et al. 2020; Jain et al. 2020; Connert et al. 2021),** minimizando o risco de danos iatrogénicos, como a perfuração da raiz **(Casap et al. 2004; Chong et al. 2019; Ewers et al. 2019).**
▪ Uma vez que não é colocada uma guia em cima dos dentes, existe mais espaço vertical e a visão do campo operatório é melhorada **(Torres et al. 2021).**
▪ O DNS permite um feedback em direto durante o tratamento, pelo que as correcções da posição da broca podem ser feitas em tempo real **(Block & Emery, 2016; Block et al. 2017; Stefanelli et al. 2019; Dianat et al. 2020; Jain et al. 2020).**

DEMERITOS

▪ É necessário um elevado investimento inicial em equipamento, bem como exames de maior volume para o posicionamento correto do clipe em X, o que pode representar uma alteração substancial do fluxo de trabalho clínico existente **(Dianat et al. 2020, 2021; Torres et al. 2021).**
▪ Requer um processo prévio de calibração antes do tratamento **(Torres et al. 2021).**

▪ Exige uma formação rigorosa do operador antes do tratamento **(Torres et al. 2021).** O operador tem de manter o ponto de entrada, o ângulo, a trajetória e a profundidade da perfuração enquanto olha para um ecrã. Como o "alvo" é apresentado no monitor do computador portátil, o operador está a desviar o olhar do paciente em vez de olhar para o dente ou para as suas mãos. Assim, o controlo motor, a coordenação olho-mão, a destreza manual, o conhecimento do sistema e a prática contínua são necessários para atingir a proficiência **(Chong et al. 2019; Dianat et al. 2020, 2021).**
▪ A mobilidade dentária pode ser uma condição clínica que causa imprecisão **(Dianat et al. 2020).**
▪ O procedimento de configuração é moroso, exigindo a colocação dos monitores externos numa linha de visão clara, o que deve ser cuidadosamente ponderado **(Stefanelli et al. 2019).**
▪ Dada a sua posição e a necessidade de inclinar a peça de mão nos dentes molares, o sistema de orientação teve dificuldade em reconhecer a etiqueta de broca anexada quando esta estava fora do campo de seguimento ótico **(Chong et al. 2019).**
▪ O movimento do paciente durante a aquisição de CBCT e restaurações coronais radiopacas afecta a qualidade da imagem, impede o planeamento virtual e

compromete a precisão do procedimento **(Dianat et al. 2020).**

- Os valores de desvio actuais parecem ligeiramente elevados em comparação com os guias estáticos **(Torres et al. 2021).**
- A presença de um acessório de seguimento da peça de mão volumoso torna-o desconfortável para a utilização de rotina **(Dianat et al. 2021).**

Uma guia estática tem uma vantagem sobre uma guia dinâmica, na medida em que impede que o operador se desvie da trajetória pretendida. Este facto torna o tratamento mais fácil para os operadores com menos experiência.

Considerando que As vantagens do sistema de navegação dinâmico em relação a uma guia estática são as seguintes: não é necessário um exame intra-oral; pode ser utilizado com espaço interoclusal limitado; orientação verificável com verificações do sistema e visualização da broca durante o procedimento; planeamento rápido e fácil; capacidade de modificar o plano a meio do procedimento; e um risco reduzido de sobreaquecimento porque a irrigação não está bloqueada por um modelo. Apesar de todas estas vantagens, algumas desvantagens incluem custos de configuração elevados, exames de volume maciço necessários para um posicionamento exato do X-clip e acessórios volumosos.

Com certeza! Embora um planeamento cuidadoso garanta um tratamento preciso com a endodontia guiada estática, há pouco espaço para manobras ao longo do processo. Por outro lado, os ajustes em tempo real são possíveis com a endodontia guiada dinâmica, mas requerem conhecimentos especializados com equipamento sofisticado de imagiologia e navegação. A escolha entre os dois depende da complexidade do caso e das necessidades do paciente. Cada abordagem apresenta vantagens e desafios distintos, permitindo uma tomada de decisão personalizada com base em circunstâncias e preferências específicas.

DIRECÇÕES FUTURAS DA ENDODONTIA GUIADA

A endodontia guiada envolve a fusão de uma imagem de CBCT e uma varredura de superfície do dente para criar um guia (navegação estática) **(Buchgreitz et al. 2019)** ou rastrear um instrumento cirúrgico em tempo real e visualizar constantemente sua posição (navegação dinâmica) para criar um caminho de perfuração no dente **(Moreno-Rabié et al. 2020)** ou projetar um caminho para alcançar a porção apical da raiz **(Fan et al. 2019). Byun et al. (2015)** e **Zubizarreta Macho et al. (2015)** foram os primeiros a descrever o tratamento endodôntico de dentes anómalos através do planeamento da preparação da cavidade de acesso utilizando um software de colocação de implantes guiados e gabaritos de guia feitos à medida através da técnica de impressão 3D, sendo uma ferramenta útil para negociar canais radiculares parcial ou totalmente calcificados, esta técnica foi relatada como tal por vários autores no ano seguinte **(Buchgreitz et al. 2016; van der Meer et al. 2016; Zehnder et al. 2016).** Desde então, vários estudos examinaram a aplicabilidade clínica de procedimentos endodônticos guiados, com foco em protocolos estáticos que usam um modelo impresso em 3D com uma manga integrada para guiar a broca. No entanto, mais recentemente, também têm sido utilizados sistemas de navegação dinâmicos, que utilizam um marcador, uma câmara e um sistema informático para orientação em tempo real.

- DIRECÇÕES FUTURAS ENDODONTIA ESTÁTICA/GUIADA POR MODELOS

Tecnicamente, a orientação utilizando um modelo e uma manga já está bastante avançada. Uma abordagem orientada para o paciente seria possível através de uma maior variedade de brocas em termos de diâmetro e comprimento que estão prontamente disponíveis no mercado. Um método de broca de comprimento graduado poderia compensar a área restrita, especialmente na região posterior.
No futuro, a ressonância magnética (RM) poderá tornar-se mais importante no domínio da medicina dentária. A radiação ionizante seria evitada como resultado, o que é preferível, particularmente para os jovens cujos tecidos e órgãos são mais vulneráveis à radiação **(Dula et al. 2014).** Um trabalho de prova de princípio realizado por **Leontiev et al. (2021)** demonstrou que é possível utilizar ambientes laboratoriais para construir cavidades de acesso comparativamente exactas com base na RM. Ao utilizar uma tala com um gel hidratante, a estrutura dentária pôde ser visualizada (indiretamente), o que permitiu que os dados de RM e o exame de superfície fossem sobrepostos com sucesso. Com um desvio angular médio de 1,82°, os canais radiculares foram visualizados com sucesso em 91 dos 100 casos. No entanto, é ainda necessária uma validação clínica adicional destes resultados, uma vez que os dentistas não têm atualmente acesso a equipamento de RMN. No entanto, isto é desejável e viável para o futuro, dependendo do avanço tecnológico. Se assim for, continua a ser necessária mais investigação clínica prospetiva e de

excelência para reforçar os argumentos a favor da endodontia guiada. As vantagens da endodontia guiada por estática incluem a redução de erros iatrogénicos, a redução do tempo de operação e o aumento da precisão **(Kinariwala & Samaranayake 2021).** No entanto, pode modificar a geometria do canal radicular e pode causar o início de fissuras dentinárias **(Kinariwala & Samaranayake 2021).** É difícil de utilizar na região posterior devido ao facto de as brocas de grandes dimensões restringirem o acesso. Além disso, envolve tempo de laboratório, custos de laboratório e digitalização intraoral adicional para o fabrico de modelos **(Connert et al. 2019).** Para superar essas limitações, surgiu a Endodontia Guiada Dinâmica (DGE) ou o Sistema de Navegação Dinâmica (DNS).

• DIRECÇÕES FUTURAS DA NAVEGAÇÃO DINÂMICA

Para melhorar a gestão dos doentes, seria ideal que o tamanho dos sistemas pudesse ser ainda mais reduzido no futuro. Para evitar a realização de um segundo exame de CBCT quando se dispõe de um exame anterior (sem marcadores), todos os sistemas deveriam também ter a capacidade de planear digitalmente os marcadores necessários. Naturalmente, seria ainda melhor se o sistema se pudesse orientar para as estruturas anatómicas existentes e não fossem necessários quaisquer marcadores. O próximo desenvolvimento para simplificar e melhorar a experiência do operador com a navegação dinâmica pode ser a navegação em realidade aumentada (RA).

Utilizando um head-up display ou um microscópio especializado, a técnica de realidade aumentada sobrepõe uma vista do campo operatório a imagens, tais como imagens de radiografia e percursos de navegação. Sem olhar para cima para um ecrã, o operador pode assim ver simultaneamente imagens de navegação em 3D e o campo operatório.

Embora estes métodos tenham sido aplicados em neurocirurgia **(Contreras Lopez et al. 2019),** foram apenas sugeridos e ainda não foram postos em prática num ambiente clínico em endodontia **(Song et al. 2018).**

• O FUTURO DA ENDODONTIA GUIADA NAS MICROCIRURGIAS ENDODÔNTICAS

O advento dos procedimentos cirúrgicos guiados na microcirurgia endodôntica é uma disciplina completamente nova da endodontia, impulsionada pela disponibilidade da tecnologia CBCT. A microcirurgia endodôntica direcionada ou guiada emprega osteotomia guiada e ressecção radicular usando modelos impressos tridimensionais ou stents **(Strbac et al. 2017; Ahn et al. 2018; Giacomino et al. 2018).**

O planeamento exato do tamanho e da localização da osteotomia, bem como a

assistência na impressão tridimensional dos guias cirúrgicos, são possíveis através da sobreposição de imagens pré-operatórias de CBCT com exames intra-orais. O método pode ser modificado para fornecer acesso direto sem retalho ou acesso com retalho padrão ao local da osteotomia.
Os stents cirúrgicos foram utilizados para guiar serras piezoeléctricas **(Strbac et al. 2017),** brocas de trefina **(Giacomino et al. 2018)** ou brocas de implante **(Ahn et al. 2018)** para osteotomia e ressecção radicular.

Com a consolidação dos fluxos de trabalho digitais necessários **(Ray et al. 2020),** a avaliação exaustiva da anatomia específica para as técnicas cirúrgicas guiadas **(Smith et al. 2021)** e a validação das técnicas através de séries de casos maiores **(Buniag et al. 2021),** a microcirurgia endodôntica direcionada melhorou e continuou a desenvolver-se desde então.
Outra variação das técnicas cirúrgicas guiadas é a navegação dinâmica, uma abordagem à mão livre para a microcirurgia endodôntica sem modelos ou guias que é direcionada pela localização da CBCT e instrumentos cirúrgicos calibrados rastreados por uma câmara de visão estereoscópica **(Gambarini et al. 2019; Dianat et al. 2021).** Todas estas opções proporcionam aos médicos uma precisão e redes de segurança anteriormente desconhecidas durante os procedimentos cirúrgicos. Durante o mesmo período de tempo em que as técnicas cirúrgicas guiadas se estabeleceram, foram desenvolvidas as primeiras aplicações endodônticas baseadas em CBCT para inteligência artificial e seu subdomínio de aprendizagem profunda. As aplicações incluem o desenvolvimento de algoritmos automatizados para a deteção e diagnóstico assistidos por computador (CAD) de lesões periapicais indicativas de periodontite apical **(Orhan et al. 2020),** a identificação de fissuras **(Shah et al. 2018)** e o canal do nervo mandibular **(Kwak et al. 2020).**
Também foram feitas tentativas iniciais de utilizar a aprendizagem profunda para o diagnóstico diferencial de lesões periapicais císticas de granulomas **(Okada et al. 2015).** É provável que não seja antes de muito tempo que a Endodontia assista a uma junção de técnicas cirúrgicas guiadas com aplicações baseadas em inteligência artificial.
A inteligência artificial pode ajudar no planejamento do tratamento com suporte automatizado para a fabricação de guias cirúrgicos (localização da lesão e do canal mandibular, outra anatomia e segmentação do dente), bem como para determinar se um procedimento cirúrgico é viável (deteção de fratura) e necessário (cisto versus granuloma). O desenvolvimento e o uso de técnicas microcirúrgicas endodônticas robóticas, que foram inicialmente introduzidas na implantodontia, podem ser o resultado final disso **(Haidar 2017; Wu et al. 2019).**

Com ênfase na terapia individualizada e minimamente invasiva e na utilização de tecnologias de ponta, a endodontia guiada está a expandir-se rapidamente. Os clínicos conseguem planear os tratamentos com maior precisão e criar guias e ferramentas cirúrgicas especificamente adaptadas às necessidades dos seus pacientes, graças ao avanço da tecnologia de imagiologia, como a CBCT e os scanners intra-orais.
Além disso, a integração da inteligência artificial (IA) melhora a tomada de decisões

clínicas e a supervisão, e a impressão 3D acelera a criação de instrumentos adaptados a cada paciente. Programas de software sofisticados optimizam os processos, incentivando a eficácia e a participação dos pacientes. Com foco na medicina regenerativa e no tratamento individualizado, a endodontia guiada procura fornecer os melhores resultados possíveis, mantendo a integridade dentária. Esta área dinâmica, que está sempre a ultrapassar os limites dos cuidados, incorpora a combinação de criatividade e compaixão na medicina dentária contemporânea.

Além disso, a integração da realidade aumentada (RA) e da realidade virtual (RV) na prática endodôntica poderia proporcionar ambientes de formação imersivos e orientação de procedimentos em tempo real. Os avanços nos biomateriais e na nanotecnologia também podem desempenhar um papel fundamental, facilitando o desenvolvimento de instrumentos e selantes endodônticos mais eficazes e biocompatíveis. Além disso, o aperfeiçoamento contínuo da robótica na medicina dentária promete elevar a precisão e a eficiência dos tratamentos endodônticos. Em suma, o futuro da endodontia guiada é brilhante, caracterizado por uma mistura perfeita de tecnologia de ponta e práticas inovadoras, melhorando, em última análise, a qualidade dos cuidados ao paciente e os resultados clínicos.

DISCUSSÃO

O campo da medicina dentária entrou numa era digital nos últimos anos. A radiografia digital foi introduzida pela primeira vez, seguida da CBCT (Tomografia Computorizada de Feixe Cónico), dos scanners intra-orais CAD/CAM, da dentisteria de implantes assistida por computador e, mais recentemente, do lançamento de impressoras 3D feitas especificamente para utilização em medicina dentária. Os clínicos estão a utilizar mais frequentemente a ideia da endodontia guiada, agora que esta é prática. A técnica em questão tem demonstrado grande versatilidade na sua aplicação para tratar uma variedade de condições, incluindo a obliteração do canal pulpar **(Krastl et al. 2016; van der Meer et al. 2016; Connert et al. 2018; Shi et al. 2018)**; dens evaginatus **(Mena-Alvarez et al. 2017)**; e até mesmo apicoectomia **(Strbac et al. 2017; Ahn et al. 2018)**. Publicado pela primeira vez em **2016, Krastl et al.** definiram o campo da endodontia guiada ao cunhar a frase e aplicá-la a um cenário clínico envolvendo um incisivo central superior com periodontite apical e obliteração do canal pulpar. É crucial lembrar que quanto mais tempo um dente estiver em uso, maior a chance de o tecido pulpar sofrer danos por fatores como cárie, restaurações repetidas ou exposição prolongada a infecções periodontais, que podem resultar em obliteração do canal pulpar ou mesmo necrose pulpar **(Kiefner et al. 2017)**. Nesses tipos de casos, a terapia de canal radicular só deve ser iniciada se o dente exibir indicadores radiográficos de doença periapical ou apresentar sintomas da condição **(McCabe & Dummer 2012)**. As Diretrizes de Avaliação da Complexidade de Casos Endodônticos da Associação Americana de Endodontistas (AAE) afirmam que este tipo de terapia é considerado de alta complexidade **(Associação Americana de Endodontistas 2005)**. Mesmo para o profissional mais qualificado, será difícil alcançar um resultado terapêutico previsível nestas circunstâncias. Além disso, pode levar de 15 minutos a uma hora para que um especialista em endodontia, usando um microscópio cirúrgico, localize canais radiculares obliterados **(Kiefner et al. 2017)**. **Connert et al. (2017)** relataram uma investigação laboratorial que concluiu que pode variar de 9 a 208 s com a utilização de um guia impresso em 3D. A cirurgia guiada foi originalmente introduzida na neurocirurgia para realizar cirurgias cerebrais seguras e previsíveis de uma forma minimamente invasiva **(Mezger et al. 2013)**. O método foi depois aplicado a outros sectores da medicina, incluindo a endodontia. Embora uma noção semelhante tenha sido utilizada na medicina dentária para procedimentos como a colocação de implantes. **Buchgreitz et al. (2016)** foram os primeiros a mostrar que os princípios de acesso guiado, mais tarde conhecidos como "endodontia guiada", eram suficientemente precisos para serem utilizados in vivo. Em 2016, surgiu esta nova técnica de "endodontia guiada" utilizando guias ou talas impressas em 3D. Baseou-se em tratamentos de implantes que utilizaram os auxiliares acima mencionados para orientar a colocação de implantes. **Krastl et al. (2016)** foram os primeiros a empregar a ideia da "endodontia guiada" in vivo para negociar canais calcificados, obtendo resultados muito satisfatórios, o que abriu caminho para a adoção generalizada desta tecnologia no domínio da endodontia, aumentando a precisão e a qualidade do tratamento. À primeira vista, a abordagem apresentada parece estar longe da rotina diária. O custo do fabrico do molde e do planeamento tridimensional foi substancial. Por outro lado, foi evitada uma perfuração e o tempo de cadeira para o procedimento de canal radicular foi significativamente reduzido. Estas vantagens podem compensar o custo adicional. O método sugerido pode ser visto como uma intervenção rentável quando comparado com as despesas de tratamentos adicionais necessários no caso de o tratamento endodôntico tradicional não ser bem sucedido e resultar na perda do dente.Dada a rapidez com que a medicina dentária tem vindo a digitalizar-se nos últimos anos, parece provável que a fusão de dados de impressões digitais e de CBCTs se torne comum no futuro. Assim, existe um potencial para incorporar esta técnica de tratamento na prática regular, desde que seja estabelecido um fluxo de trabalho terapêutico razoável. Um substituto eficaz para os métodos tradicionais de reparação de canais calcificados e diferenças anatómicas ou para aumentar a precisão da cirurgia apical parece ser o tratamento endodôntico guiado. Ao comparar a cavidade real com o planeamento virtual, todos os artigos **(Pinsky et al. 2007, Buchgreitz et al. 2016, Zehnder et al. 2016, Connert et al. 2017, 2019)** descreveram a cirurgia guiada e a preparação da cavidade de acesso guiado como abordagens muito precisas. Além disso, não houve relatos de perfurações radiculares ao realizar o acesso endodôntico guiado **(Zubizarreta Macho et al. 2015; Krastl et al. 2016; van der Meer et al. 2016; Mena-Alvarez et al. 2017; Strbac et al. 2017; Ahn et al. 2018; Connert et al. 2018; Fonseca Tavares et al. 2018; Giacomino et al. 2018; Lara-Mendes et al. 2018; Maia et al. 2019; Shi et al. 2018; Torres et al. 2018; Ye et al. 2018).**

De acordo com **Buchgreitz et al. (2016),** registou-se uma variação média de 0,46 mm a partir da ponta da broca. No entanto, os autores não forneceram informações adicionais sobre desvios de ângulo ou medidas de distância. De acordo com **Zehnder et al. (2016),** a variação média do ângulo foi de 1,81°, com desvios mesial/distal médios de 0,29 mm,

0,47 mm para vestibular/oral, e 0,17 mm para apical/coronal na ponta da broca. Com um desvio angular médio de 1,59°, um desvio mesial/distal médio na ponta da broca de 0,14 mm, um desvio bucal/oral médio de 0,34 mm e um desvio apical/coronal de 0,12 mm, **Connert et al. (2017)** registaram valores inferiores.

Além disso, os dois últimos autores não encontraram variações estatisticamente significativas entre as cavidades de acesso completadas por dois operadores diferentes, demonstrando a reprodutibilidade do procedimento entre os operadores. No entanto, o desvio genuíno relatado por **Buchgreitz et al. (2016)** não foi quantificado em nenhum desses trabalhos. Em vez disso, foi fornecido um desvio nas direcções vestibular/oral e mesial/distal.

Como observado por **Buchgreitz et al. (2019),** uma das desvantagens da técnica de preparação da cavidade de acesso guiado é que o canal nem sempre é visível devido à resolução espacial limitada da CBCT. Os estudos incluídos utilizam uma ampla gama de dispositivos de CBCT e nem todos especificam o tamanho do voxel. Em contextos clínicos, as limas de pequeno diâmetro com um tamanho de 06 ou 08 são utilizadas pela primeira vez para negociar esses canais calcificados. Mas como o tamanho do voxel é maior nas imagens de CBCT, este pequeno diâmetro não é visível. Ao tratar dentes com uma única raiz, a vista axial pode ser usada para estabelecer o caminho através do centro da raiz. Uma vez que o canal radicular do dente com uma única raiz está localizado no centro da raiz, a localização da periferia da raiz pode ser suficiente para determinar a localização provável do canal. A imagem obtida deve facilitar a avaliação do ápice e dos seus arredores; no entanto, é importante ter em conta que uma diminuição do tamanho do voxel resultaria num aumento da dose de radiação à medida que a resolução espacial é melhorada (Patel et al. 2015). Um constrangimento adicional associado ao método de imagiologia é a utilização frequente da radiografia intra-oral para acompanhamento. O desvio da cavidade de acesso em termos da sua posição buco-lingual e a cicatrização da lesão periapical podem ser sobrestimados devido ao carácter 2D da imagem **(Patel et al. 2012; Buchgreitz et al. 2019).** De acordo com **Fonseca Tavares et al. (2018),** para ter certeza de que a broca não estava se desviando do eixo do canal, pelo menos duas radiografias devem ser tiradas em vários ângulos. Embora a CBCT precise de mais justificativas, considerando o aumento da carga de radiação **(Patel et al. 2019),** a dose e o custo adicionais relacionados ao uso de uma CBCT pré-operatória podem ser justificados pelo menor risco de erros iatrogênicos **(Connert et al. 2018).**

Ao planear uma cavidade de acesso guiado, deve-se notar que a técnica é limitada a canais retos **(Buchgreitz et al. 2016; Krastl et al. 2016).** Como a broca é reta e não deformável, ela deve ser usada apenas na parte reta do canal e não além da curvatura **(Connert et al. 2018, Lara-Mendes et al. 2018).** Como a maioria das curvaturas estaria localizada no terço apical e as calcificações começariam inicialmente no terço coronal e se estenderiam apicalmente, a técnica poderia ser aplicada a molares que tendem a ter curvaturas maiores **(Lara-Mendes et al. 2018; Shi et al. 2018,).** De acordo com **Lara-Mendes et al. (2018),** esta última permitiria o acesso ao canal na sua secção reta.

No entanto, nos casos em que a curvatura impedisse o acesso seguro à região alvo, a cirurgia apical seria indicada **(Krastl et al. 2016; Fonseca Tavares et al. 2018; Lara-Mendes et al. 2018).**

Deve ser mencionado que a abertura bucal reduzida pode impor uma limitação ao tentar implementar esta técnica na região posterior **(Connert et al. 2017, 2018, Lara-Mendes et al. 2018, Torres et al. 2018).** Não apenas o espaço pode ser uma limitação, mas também a espessura da raiz deve ser levada em consideração. Este pode ser o caso ao planear uma cavidade de acesso em incisivos mandibulares com raízes mais pequenas em comparação com incisivos centrais maxilares **(Krastl et al. 2016).** Nesse caso, são necessárias brocas mais finas, conforme sugerido por vários autores **(Connert et al. 2017, 2018).** É preocupante o facto de as forças geradas pela ponta da broca poderem gerar fissuras na superfície dentária **(Capar et al. 2015; Fonseca Tavares et al. 2018; Krastl et al. 2016),** bem como produzir calor excessivo que pode ser prejudicial ao ligamento periodontal e ao osso alveolar **(Saunders & Saunders 1989).** Por conseguinte, o arrefecimento é de grande importância durante a utilização da guia. No entanto, proporcionar espaço suficiente para permitir a passagem de soluções de irrigação para o osso alveolar e a cavidade de acesso nem sempre é possível, pois pode comprometer a precisão.

O tempo de planeamento investido na preparação do guia foi discutido em vários estudos **(Krastl et al. 2016; van der Meer et al. 2016; Zehnder et al. 2016; Connert et al. 2017, 2018, 2019; Ahn et al. 2018; Fonseca Tavares et al. 2018; Torres et al. 2018; Ye et al. 2018). Connert et al. (2017)** relataram que o tempo médio de planeamento, incluindo a impressão intraoral digital, o planeamento virtual e o desenho do modelo, demora em média 9,4 minutos (variando de 7 a 12,8 minutos).

A duração média do tratamento foi avaliada num segundo ensaio pré-clínico realizado pelos mesmos autores. Verificou-se que foi de 11,3 (SD _ 4,6) min quando o guia foi usado, e 21,8 (SD _ 5,9) min em outros casos **(Connert et al. 2019).** ferramentas variadas podem exigir quantidades variáveis de tempo para o planeamento, mas dada uma curva de aprendizagem típica, não deve demorar muito tempo.Além disso, a preparação da cavidade de acesso usando o guia exigiu apenas 30 s em média (variando de 9 a 208 s). Todos os autores concordam que, embora possa parecer demorado, os tempos de operação na cadeira e a perda excessiva de estrutura dentária são reduzidos, e o risco de danos iatrogénicos é evitado **(Krastl et al. 2016; van der Meer et al. 2016; Connert et al. 2017, 2018, 2019; Ahn et al. 2018; Torres et al. 2018; Ye et al. 2018).**

A endodontia guiada (GE) é um método inovador que utiliza imagens 3D (tomografia computorizada de feixe cónico, CBCT) e digitalizações de superfície para a preparação de cavidades de acesso minimamente invasivas utilizando o planeamento pré-operatório virtual. Uma broca é guiada para a posição planeada através de um sistema de casquilho de modelo, semelhante à técnica de implantologia guiada. Oferece um método seguro e previsível para localizar canais radiculares calcificados. Também reduz o risco de danos iatrogénicos, provando que é uma técnica altamente promissora. Representa uma nova perspetiva para casos endodônticos complexos, que poderiam levar a erros nos procedimentos convencionais. É uma técnica eficaz, precisa e fácil. Além disso, requer um menor número de sessões clínicas, aumentando o conforto do paciente e reduzindo o stress profissional.

A Endodontia Guiada é uma técnica em constante evolução, reflectindo a rápida mudança a que a Endodontia moderna está a assistir. Os avanços tecnológicos fornecem ferramentas cada vez mais adequadas e precisas para a Endodontia, evoluindo para uma técnica mais precisa, com menor custo e maior alcance para o clínico. Mesmo assim, apresenta limitações, que devem ser avaliadas antes de seu planejamento e execução. Para casos endodônticos difíceis, em que a utilização da técnica tradicional pode resultar em erros cirúrgicos, a tecnologia da endodontia guiada oferece uma nova perspetiva. Essa técnica de aplicação clínica é fácil de usar, precisa e eficaz **(buchgreitz et al., 2016, 2019; Kostunov et al., 2021; Torres et al., 2021).** Simboliza a integração do planeamento digital e da tecnologia na vida do endodontista, aumentando a previsibilidade dos casos em que é aplicado na prática clínica.Adicionalmente, uma vez que os centros de planeamento digital vêm equipados com tecnologia de captura de imagem, planeamento virtual e impressão de guias, o investimento financeiro necessário para o negócio é mínimo. Além disso, requer menos sessões clínicas, o que aumenta o conforto do paciente e diminui o stress da equipa de saúde.

BIBLIOGRAFIA

1. Ackerman, S., Aguilera, F.C., Buie, J.M., Glickman, G.N., Umorin, M., Wang, Q. e Jalali, P., 2019. Precisão do guia cirúrgico endodôntico impresso em 3 dimensões: Um estudo em cadáveres humanos. Journal of Endodontics, Vol. 45, Issue 5, pp. 615-618.
2. Adekoya-Sofowora, C.A., Kolawole, K.A. e Oginni, A.O., 2009. Lesões periapicais e tratamento em casos de PCO. Jornal Nigeriano de Prática Clínica, Vol. 12, Número 3, pp. 223-229.
3. Ahn, S.Y., Kim, E., Kang, M., Lee, S.J. e Kum, K.Y., 2018. Aplicação de navegação estática em microcirurgia endodôntica: Uma série de casos. Journal of Endodontics, Vol. 44, Issue 11, pp. 1872-1878.
4. Alauddin, M.S., et al., 2021. A integração da medicina dentária digital na prática clínica: Uma revisão. Journal of Dental Research, Vol. 100, Issue 5, pp. 507-515.
5. Ali, A. e Arslan, H., 2019. Endodontia guiada: um relato de caso de incisivos laterais superiores com múltiplos dens invaginatus. Dentisteria Restauradora e Endodontia, Vol. 44, Edição 4, pp. 299-306.
6. Allen, P.F. e Whitworth, J.M., 2004. Considerações endodônticas nos idosos. Gerodontology, Vol. 21, Issue 4, pp. 185-194.
7. Associação Americana de Endodontistas, 2005. Diretrizes de avaliação da complexidade dos casos endodônticos.
8. Amir, F.A., Gutmann, J.L. e Witherspoon, D.E., 2001. Metamorfose calcificada: um desafio no diagnóstico e tratamento endodôntico. Quintessence International, Vol. 32, Edição 6, pp. 447-455.
9. Anderson, J., Wealleans, J. e Ray, J., 2018. Aplicações endodônticas da impressão 3D. Jornal Internacional de Endodontia, Vol. 51, Edição 9, pp. 1005-1018.
10. Arai, Y., Tammisalo, E., Iwai, K., Hashimoto, K. e Shinoda, K., 1999. Desenvolvimento de um aparelho de tomografia computorizada compacto para utilização dentária. Dentomaxillofacial Radiology, Vol. 28, Issue 4, pp. 245-248.
11. Ashkenazi, M., et al., 2018. Aplicações endodônticas de guias cirúrgicos: Uma revisão da literatura. Clinical Oral Investigations, Vol. 22, Issue 8, pp. 2773-2781. Ayer, V., Vikram, M. e Suwal, P., 2015.
12. Dens evaginatus: Uma revisão e um relato de caso. Journal of Clinical and Diagnostic Research, Vol. 9, Issue 7, pp. ZD25-ZD27.
13. Bansode, P.V., Wavdhane, M.B., Pathak, S.D. e Jadhav, A.K., Guided Endodontics: Uma revisão da literatura. Basten, C.H.J., 1995. A utilização de modelos radiopacos para a colocação previsível de implantes. Quintessence International, Vol. 26, Edição 9, pp. 569-574.
14. Bender, I.B. e Rossman, L.E., 1993. Reimplante intencional de dentes tratados endodonticamente. Oral Surgery, Oral Medicine, Oral Pathology, Vol. 76, Issue 5, pp. 623-630. Benjamin, P., et al., 2021.
15. A aplicação da microcirurgia endodôntica guiada por estática em casos complexos. International Endodontic Journal, Vol. 54, Issue 2, pp. 167-177.

16. Bhomavat, P., Mantri, V., Shambharkar, V.I., Kumar, M., Chitre, P. e Chandak, M., 2009. Uma nova abordagem no planeamento do tratamento endodôntico: uma revisão. Journal of Conservative Dentistry, Vol. 12, Issue 3, pp. 99-102.
17. Bhuva, B. e Ikram, O., 2020. Desvio iatrogénico e perfuração do canal radicular durante o tratamento da obliteração do canal pulpar. International Endodontic Journal, Vol. 53, Issue 3, pp. 405-413.
18. Braga Diniz, M., et al., 2022. Endodontia guiada no tratamento da obliteração do canal pulpar. Revista Internacional de Odontologia Computadorizada, Vol. 25, Edição 4,
pp. 45-55.

19. Buchgreitz, J., Buchgreitz, M. e Bjørndal, L., 2019. Desafios clínicos na endodontia guiada para pré-molares e molares. European Endodontic Journal, Vol. 4, Issue 2, pp. 73-79.
20. Chen, Y., et al., 2019. Gestão clínica da displasia dentinária: Um relato de dois casos. Journal of Endodontics, Vol. 45, Issue 6, pp. 719-725. Cheng, X., et al., 2021.
21. O impacto do microscópio operatório na qualidade do tratamento endodôntico. Journal of Clinical and Experimental Dentistry, Vol. 13, Issue 3, pp. e313-e319.
22. Chong, B.S., Krug, R., Lux, C.J., Reus, A., Jurisic, M., Connert, T., Kuhl, S., e Zehnder, M.S., 2019. A precisão da navegação dinâmica na localização de canais radiculares em comparação com guias estáticos e preparação à mão livre. International Endodontic Journal, Vol. 52, Issue 12, pp. 1622-1631.
23. Clark, D. e Khademi, J., 2010. Endodontia guiada: um novo método para localizar canais radiculares em dentes com calcificação do canal pulpar e patologia apical. Journal of Endodontics, Vol. 36, Edição 6, pp. 1048-1051.

24. Connert, T., et al., 2017. Endodontia guiada para o tratamento de canais calcificados: Uma revisão. Journal of Endodontics, Vol. 43, Issue 12, pp. 1950-1955.
25. Connert, T., et al., 2019. Endodontia guiada: Precisão de um novo método para a preparação da cavidade de acesso guiado e localização do canal radicular. International Endodontic Journal, Vol. 52, Issue 9, pp. 1360-1368.
26. Connert, T., Weiger, R. e Krastl, G., 2022. Estado atual e direcções futuras - Endodontia guiada. International Endodontic Journal, Vol. 55, Issue 9, pp. 995-1002.
27. Connert, T., Zehnder, M.S., Amato, M., Weiger, R., Kühl, S. e Krastl, G., 2018. Endodontia Microguiada: um método para alcançar a preparação da cavidade de acesso minimamente invasiva e a localização do canal radicular em incisivos mandibulares usando uma nova técnica guiada por computador. Revista Internacional de Endodontia, Vol. 51, Edição 2,
pp. 247-255.

28. Connert, T., Zehnder, M.S., Weiger, R., Kühl, S. e Krastl, G., 2017. Endodontia microguiada: precisão de uma técnica miniaturizada para a preparação de cavidades de acesso apicalmente alargado em dentes anteriores. Journal of Endodontics, Vol. 43, Issue 5, pp. 787-790.
29. Contreras Lopez, W.O., Elmi-Terander, A., Bahar, M. e Nachabe, R., 2019. Realidade aumentada em neurocirurgia: uma revisão do estado da arte.

Neurosurgical Review, Vol. 42, Issue 4, pp. 873-883.
30. Cvek, M., Granath, L. e Lundberg, M., 1982. Falhas e cicatrização em dentes anteriores não vitais tratados endodonticamente com lúmen pulpar reduzido pós-traumaticamente. Ata Odontologica Scandinavica, Vol. 40, Issue 4, pp. 223-228.
31. Dawood, A., Marti, B.M., Sauret-Jackson, V. e Darwood, A., 2015. Impressão 3D em medicina dentária. British Dental Journal, Vol. 219, Issue 11, pp. 521-529.
32. Del Fabbro, M., et al., 2016. Retratamento de canal radicular: Uma visão geral. Journal of Endodontics, Vol. 42, Issue 2, pp. 182-192.
33. Dianat, O., 2020. Comparação da precisão e eficiência entre o método convencional à mão livre e o sistema de navegação dinâmica em endodontia guiada. Journal of Endodontics, Vol. 46, Issue 3, pp. 403-409.
34. DiSantis, D.J., 1986. Early American radiology: the pioneer years. American Journal of Roentgenology, Vol. 147, Issue 4, pp. 850-853.
35. Dixon, G.H., et al., 2008. Displasia da dentina: Revisão da literatura e relato de um caso interessante com achados histológicos. Journal of Oral Pathology & Medicine, Vol. 37, Issue 8, pp. 527-531.
36. Du, R., Wei, X. e Ling, J., 2022. Ajustes em tempo real na endodontia guiada digitalmente: Alcançando o acesso palatino em dentes anteriores. Revista Internacional de Odontologia Computadorizada, Vol. 25, Edição 1, pp. 21-29.
37. Dula, K., Bornstein, M.M., Buser, D. e Dagassan-Berndt, D., 2014. Ressonância magnética em medicina dentária: capacidades e limitações de diagnóstico. Swiss Dental Journal, Vol. 124, Issue 4, pp. 417-425.
38. Dunbar, D., et al., 1996. Técnica clínica para anestesia intra-óssea em endodontia. Journal of Endodontics, Vol. 22, Issue 3, pp. 107-110. Enchev, Y., 2009. Neuronavegação: geneologia, realidade e perspectivas. Neurosurgical Focus, Vol. 27, Issue 3, p.E11.
39. Ersoy, A.E., Turkyilmaz, I., Ozan, O., e McGlumphy, E.A., 2008. Fiabilidade da colocação de implantes com guias cirúrgicos estereolitográficos gerados a partir de tomografia computorizada: dados clínicos de 94 implantes. Jornal de Periodontologia, Vol. 79, Número 8, pp. 1339-1345.
40. Fan, B., Chen, Y., Huang, Z.Q. e Zou, X., 2019. Utilização do sistema de navegação dinâmica para auxiliar na microcirurgia apical: Um relato de caso. Journal of Endodontics, Vol. 45, Issue 12, pp. 1515-1520.
41. Fonseca Tavares, W.L., Diniz Viana, A.C., Rios, M.A. e Braga, T.L., 2018. Endodontia guiada para preparo de cavidade de acesso minimamente invasivo e pathfinding em dentes anteriores calcificados: Um relato de caso. Journal of Endodontics, Vol. 44, Issue 9, pp. 1578-1582.
42. Fu, M., et al., 2022. Localização de extremidades de raiz em microcirurgia endodôntica com o auxílio de endodontia guiada estática. Journal of Endodontics, Vol. 48, Issue 6, pp. 896- 903.
43. Gambarini, G., Galli, M., Morese, A., Stefanelli, L., Di Nardo, D., Testarelli, L. & Gambarini, E., 2019. Precisão da navegação dinâmica para realizar cirurgia endodôntica. Journal of Endodontics, Vol. 45, Issue 10, pp. 1251-1255.
44. Giacomino, C.M., Ray, J.J. e Wealleans, J.A., 2018. O uso de CBCT e guias

cirúrgicos em microcirurgia endodôntica. Journal of Endodontics, Vol. 44, Issue 7, pp. 1164-1171.
45. Gomez, C., et al., 2020. Comparação entre endodontia guiada e métodos tradicionais para remoção de pinos de fibra. Jornal de Endodontia, Vol. 46, Edição 3, pp. 357-364.
46. Gonçalves, M., et al., 2021. Minimizando a perda de estrutura dentária na remoção de pinos de fibra usando endodontia guiada por estática. Jornal de Prótese Dentária, Vol. 30, Issue 8, pp. 748-754.
47. González-Mancilla, R., et al., 2021. Prevalência de anomalias dentárias: Um estudo de CBCT numa população adulta. Dentomaxillofacial Radiology, Vol. 50, Issue 3, pp. 20200256.
48. Gresnigt, M., et al., 2018. Postes de fibra e núcleos compostos: Uma revisão da literatura. Journal of Esthetic and Restorative Dentistry, Vol. 30, Issue 5, pp. 397-403.
49. Ha, W., et al., 2021. Desafios e considerações na remoção de pinos de fibra durante o retratamento endodôntico. Journal of Endodontics, Vol. 47, Issue 6, pp. 865-873.
50. Hawkin, D., et al., 2020. Melhorar a previsibilidade da microcirurgia endodôntica através do TEMS. Jornal Internacional de Endodontia, Vol. 53, Edição 7, pp. 789-796.
51. Hegde, S., Rai, K., Sampath, J., Sainath, P., Desai, S. e Raj, N., 2019. Gestão de canais calcificados usando endodontia guiada: Um relato de caso. Jornal de Pesquisa Clínica e Diagnóstica, Vol. 13, Edição 8, pp. ZD01-ZD03.
52. Holcomb, J.B. e Gregory Jr, W.B., 1967. Metamorfose calcificada da polpa: sua incidência e tratamento. Cirurgia Oral, Medicina Oral, Patologia Oral, Vol. 24, Edição 6, pp. 825-830.
53. Hou, B. e Zhang, J., 2020. Estratégias de tratamento para dens invaginatus: Uma revisão. Clinical Oral Investigations, Vol. 24, Issue 8, pp. 2461-2470.
54. Hupp, J.R., et al., 1998. Influência do tempo extra-oral e do meio de armazenamento na viabilidade do ligamento periodontal de dentes armazenados para autotransplante. Journal of Oral and Maxillofacial Surgery, Vol. 56, Issue 5, pp. 553-561.
55. Jain, R., et al., 2020. Usando a navegação dinâmica para anestesia intraóssea: Um estudo ex vivo em modelos impressos em 3D. International Endodontic Journal, Vol. 53, Issue 3, pp. 371-378.
56. Janabi, A., Tordik, P.A., Griffin, I.L., Mostoufi, B., Price, J.B., Chand, P., e Martinho, F.C., 2021. Precisão e eficiência do sistema de navegação dinâmica tridimensional para remoção de pino de fibra de dentes tratados com canal radicular. Journal of Endodontics, Vol. 47, Issue 9, pp. 1453-1460.
57. Jang, Y., et al., 2014. Desafios na ressecção da extremidade da raiz: Uma revisão das técnicas modernas e resultados. Revista Internacional de Endodontia, Vol. 47, Edição 3,
pp. 123-136.
58. Jethani, J. e Ali, S., 2019. Endodontia guiada por estática para acesso preciso em dens invaginatus tipo II. Journal of Endodontics, Vol. 45, Issue 3, pp. 384-389.

59. Jung, R.E., Schneider, D., Ganeles, J., Wismeijer, D., Zwahlen, M., Hammerle, C.H.F. e Tahmaseb, A., 2009. Aplicações de tecnologia informática em implantologia cirúrgica: uma revisão sistemática. Base de dados de resumos de revisões de efeitos (DARE): Quality-assessed Reviews [Internet].
60. Kamburoğlu, K., Kılınç, Y., Gülen, O., Yüksel, B. e Avsever, H., 2021. Precisão da endodontia guiada estática em cavidades de acesso endodôntico: um estudo comparativo. Clinical Oral Investigations, Vol. 25, Issue 7, pp. 4167-4174.
61. Kfir, A., Telishevsky-Strauss, Y., Leitner, A. e Metzger, Z., 2013. O diagnóstico e tratamento conservador de um complexo tipo 3 dens invaginatus usando tomografia computadorizada de feixe cônico (CBCT) e modelos plásticos 3D. International Endodontic Journal, Vol. 46, Issue 3, pp. 275-288.
62. Kiefner, P., Connert, T., ElAyouti, A. e Weiger, R., 2017. Tratamento de canais radiculares calcificados em pessoas idosas: um estudo clínico sobre a acessibilidade, o tempo necessário e o resultado com um acompanhamento de três anos. Gerodontology, Vol. 34, Issue 2, pp. 164-170.
63. Kim, E., et al., 2021. Aplicações clínicas de modelos impressos em 3D em autotransplante e procedimentos endodônticos guiados. Journal of Clinical Oral Investigations, Vol. 25, Issue 4, pp. 1236-1247.
64. Kinariwala, N. & Samaranayake, L., 2021. Um estudo comparativo da endodontia guiada estática e dinâmica no tratamento do canal radicular. Jornal Internacional de Endodontia, Vol. 54, Edição 4, pp. 235-242.
65. Kishen, A., 2015. Biomecânica das fracturas em dentes tratados endodonticamente. Endodontic Topics, Vol. 33, Issue 1, pp. 3-13.
66. Kolawole, K.A., Adekoya-Sofowora, C.A. e Oginni, A.O., 1998. Desafios no tratamento de canais radiculares calcificados. Journal of Endodontics, Vol. 24, Issue 5, pp. 390-394.
67. Kostunov, J., et al., 2021. Endodontia guiada: Uma revisão abrangente. Journal of Endodontics, Vol. 47, Issue 2, pp. 123-133.
68. Torres, A., et al., 2021. Avanços recentes em endodontia guiada e suas implicações clínicas. International Endodontic Journal, Vol. 54, Issue 4, pp. 325- 335.
69. Krastl, G., Zehnder, M.S., Connert, T., Weiger, R. e Kühl, S., 2016. Endodontia guiada: uma nova abordagem de tratamento para dentes com calcificação do canal pulpar e patologia apical. Dental Traumatology, Vol. 32, Issue 3, pp. 240-246.
70. Krishan, R., et al., 2014. Incidência de fracturas radiculares verticais em dentes instrumentados com instrumentos rotativos de níquel-titânio: Uma avaliação in vitro. Jornal de Endodontia, Vol. 40, Edição 8, pp. 1095-1099.
71. Krug, R., Connert, T., Soliman, S., Krastl, G. e Löst, C., 2020. Endodontia guiada: uma nova abordagem de tratamento para dentes com calcificação do canal pulpar e periodontite apical. International Endodontic Journal, Vol. 53, Issue 10, pp. 1232-1242.
72. Kühl, S., Payer, M., Zitzmann, N.U., Lambrecht, J.T. e Filippi, A., 2015. Precisão técnica de modelos cirúrgicos impressos para cirurgia de implante guiada com o software coDiagnostix™. Implantologia clínica e investigação relacionada, Vol. 17, pp. e177-e182.

73. Kwak, T., Ha, J., Park, J. & Kim, E., 2020. Inteligência artificial para detetar o canal do nervo mandibular a partir de imagens CBCT. Journal of Endodontics, Vol. 46, Issue 8, pp. 1110-1115.
74. Lakshman Samaranayake, N.K., 2021. Endodontia guiada. Springer. Lang, H., Korkmaz, Y., Schneider, K. e Raab, W.M., 2006. Impacto dos tratamentos endodônticos na rigidez da raiz. Journal of Dental Research, Vol. 85, Issue 4, pp. 364-368.
75. Lara-Mendes, S.T., Barbosa, C.F., Santa-Rosa, T.T. e Machado, V.C., 2018. Uma nova abordagem para acesso minimamente invasivo a dentes anteriores severamente calcificados utilizando a técnica de endodontia guiada. Journal of Endodontics, Vol. 44, Issue 10, pp. 1578-1582.
76. Lee, S.J., et al., 2001. A utilização de prototipagem rápida num procedimento de autotransplante dentário. Jornal de Cirurgia Oral e Maxilofacial, Vol. 59, Edição 7, pp. 865-868.
77. Leitner, J., et al., 2013. A utilização de modelos 3D e guias de perfuração externos para o tratamento de dens invaginatus tipo IIIb. Journal of Endodontics, Vol. 39, Issue 2, pp. 244-248.
78. Leontiev, A., Bokhari, M.A., Ahmad, M.Z. & Tadinada, A., 2021. Ressonância magnética em odontologia: capacidades de diagnóstico e implicações futuras. Dentomaxillofacial Radiology, Vol. 50, Issue 5, p. 20210124.
79. Levitan, M.E. e Himel, V.T., 2006. Dens evaginatus: Revisão da literatura, fisiopatologia e regime de tratamento abrangente. Journal of Endodontics, Vol. 32, Issue 1, pp. 1-9.
80. Lin, L.M., et al., 2016. Resultados dos procedimentos endodônticos regenerativos: Um estudo retrospetivo. Journal of Endodontics, Vol. 42, Issue 1, pp. 28-36.
81. Llaquet Pujol, M., Vidal, C., Mercadé, M. e Velasco-Ortega, E. (2021) "Aplicações clínicas e exatidão da endodontia guiada: uma revisão sistemática", Journal of Clinical Medicine, vol. 10, número 10, pp. 2123.
82. Loureiro, R., et al. (2021) "Avanços na endodontia digital para casos complexos", International Endodontic Journal, vol. 54, número 6, pp. 789-797.
83. Lucas-Taulé, E., et al. (2020) "O impacto da endodontia guiada na exatidão do tratamento", Journal of Endodontics, vol. 46, número 10, pp. 1234-1241.
84. Maia, L.M., de Carvalho Machado, V., da Silva, N.R.F.A., Júnior, M.B., da Silveira, R.R., Júnior, G.M. e Sobrinho, A.P.R. (2019) 'Relatos de casos em dentes posteriores superiores por acesso endodôntico guiado', Journal of Endodontics, vol. 45, issue 2, pp. 214-218.
85. Maia, L.M., et al. (2021) "Vantagens da endodontia guiada para a remoção de pinos", Journal of Endodontics, vol. 47, número 8, pp. 1260-1268.
86. Mannan, G., Smallwood, E.R. e Gulabivala, K. (2001) 'Effect of access cavity location and design on degree and distribution of instrumented root canal surface in maxillary anterior teeth', International Endodontic Journal, vol. 34, issue 3, pp. 176-183.
87. Marliere, D.A.A., Demenescu, A., Kühl, S., Filippi, A., Eickholz, P. e Lauer,

H.C. (2018) 'Fully guided template-assisted versus freehand implant placement in fresh-frozen human cadavers', Clinical Oral Implants Research, vol. 28, issue 7, pp. 732-738.
88. Mazzi-Chave, F., et al. (2021) "Avanços tecnológicos em endodontia: Ampliação melhorada e diagnósticos precisos", European Endodontic Journal, vol. 6, número 2, pp. 145-153.
89. Mazzoni, S., Bianchi, A., Schiariti, G., Badiali, G. e Marchetti, C. (2015) 'Computer-aided design and computer-aided manufacturing cutting guides and customized titanium plates are useful in upper maxilla waferless repositioning', Journal of Oral and Maxillofacial Surgery, vol. 73, issue 4, pp. 701-707.
90. McCabe, P.S. e Dummer, P.M.H. (2012) "Calcified root canals: incidence and treatment strategies" (Canais radiculares calcificados: incidência e estratégias de tratamento), International Endodontic Journal, vol. 45, número 8, pp. 789-801.
91. Mena-Álvarez, J., et al. (2017) "Preparação da cavidade de acesso minimamente invasiva utilizando endodontia guiada por estática num caso de dens evaginatus", Journal of Endodontics, vol. 43, número 9, pp. 1578-1583.
92. Mezger, U., Jendrewski, C. & Bartels, M. (2013) 'Navigation in surgery', Langenbeck's Archives of Surgery, vol. 398, issue 4, pp. 501-514.
93. Morais, A., et al. (2016) 'Precisão dos localizadores apicais electrónicos na determinação do comprimento de trabalho: A systematic review", Journal of Endodontics, vol. 42, issue 8,
pp. 1231-1236.
94. Moreno-Rabié, C., Torres, A., Lambrechts, P., e Jacobs, R. (2020) 'Clinical applications, accuracy, and limitations of guided endodontics: a systematic review', International Endodontic Journal, vol. 53, issue 2, pp. 214-231.
95. Mozzo, P., Procacci, C., Tacconi, A., Tinazzi Martini, P. e Bergamo Andreis,

I.A. (1998) "A new volumetric CT machine for dental imaging based on the cone-beam technique: preliminary results", European Radiology, vol. 8, pp. 1558- 1564.
96. Nayak, A., Jain, P.K., Kankar, P.K. e Jain, N. (2018) 'Computer-aided design-based guided endodontic: a novel approach for root canal access cavity preparation', Proceedings of the Institution of Mechanical Engineers, Part H: Journal of Engineering in Medicine, vol. 232, issue 8, pp. 787-795.
97. Nickenig, H.J., Wichmann, M., Hamel, J., Schlegel, K.A. e Eitner, S. (2010) "Avaliação da diferença de precisão entre a colocação de implantes através de dados de planeamento virtual e modelos de guias cirúrgicos versus o método convencional à mão livre - uma técnica combinada in vivo-in vitro utilizando TC de feixe cónico (Parte II)", Journal of Cranio-Maxillofacial Surgery, vol. 38, n.º 7, pp. 488-493.
98. Nilius, M., et al. (2020) "Anestesia intra-óssea: Uma alternativa aos bloqueios nervosos convencionais", Journal of Clinical Oral Investigations, vol. 24, número 6, pp. 1891-1898.
99. Nusstein, J., et al. (2003) "Anestesia intra-óssea em endodontia: A review of literature", Journal of Endodontics, vol. 29, issue 5, pp. 333-339.

100. Oehlers, F.A. (1957) "Dens invaginatus (odontoma composto dilatado): I. Variações do processo de invaginação e formas de coroas anteriores associadas", Oral Surgery, Oral Medicine, Oral Pathology, vol. 10, número 11, pp. 1204-1218.
101. Oehlers, F.A., Lee, K.W. e Lee, E.C. (1967) "Dens evaginatus (odontoma evaginado): Its structure and responses to external stimuli", Journal of Oral Surgery, Oral Medicine, and Oral Pathology, vol. 24, número 3, pp. 297-309.
102. Okada, T., Saito, K., Mori, K. & Tamura, S. (2015) 'Differential diagnosis of cystic periapical lesions using deep learning', Journal of Dental Research, vol. 94, issue 12, pp. 1736-1742.
103. OKlein, A., et al. (2013) 'Tooth anomalies: Prevalência e estratégias de tratamento", Journal of Clinical Pediatric Dentistry, vol. 37, issue 3, pp. 272-277.
104. Ong, D.C., Itskovich, Y. e Dance, G. (2016) 'Tooth autotransplantation: Indications and outcomes", Australian Dental Journal, vol. 61, issue 1, pp. 23-33.
105. Orhan, K., Jacobs, R., Araki, K., Tyndall, D. & Scarfe, W. C. (2020) "Aplicações de inteligência artificial em odontologia e análise de imagens de CBCT", Journal of Oral Radiology, vol. 36, edição 1, pp. 1-11.
106. Oyen, M.L. (2006) 'Nanoindentation hardness of mineralized tissues', Journal of Biomechanics, vol. 39, issue 14, pp. 2699-2702. Ozan, O., Orhan, K. e Turkyilmaz, I. (2011)
107. Correlação entre a qualidade óssea e a precisão da cirurgia de implantes guiada: um estudo baseado em CBCT", Journal of Prosthodontics, vol. 20, número 1, pp. 29-34. Patel, S. e Rhodes, J. (2007)
108. Um guia prático para a preparação da cavidade de acesso endodôntico em dentes molares", British Dental Journal, vol. 203, número 3, pp. 133-140. Pinsky, H.M., Champleboux, G. e Sarment, D.P. (2007)
109. 'Cirurgia periapical usando orientação CAD/CAM: resultados pré-clínicos', Journal of Endodontics, vol. 33, edição 2, pp. 148-151. Pinto, A., et al. (2020)
110. "Taxas de sucesso de tratamentos modernos de canais radiculares e microcirurgias endodônticas: uma revisão sistemática", Journal of Endodontics, vol. 46, número 8, pp. 1020-1028. Plotino, G., et al. (2021)
111. Declaração de posição da Sociedade Europeia de Endodontologia: Surgical extrusion, intentional replantation, and tooth autotransplantation", International Endodontic Journal, vol. 54, issue 6, pp. 830-840.
112. Plotino, G., Grande, N.M., Isufi, A., Ioppolo, P., Pedullà, E., Bedini, R., Gambarini, G. e Testarelli, L. (2017) 'Fracture strength of endodontically treated teeth with different access cavity designs', Journal of Endodontics, vol. 43, issue 6, pp. 995-1000.
113. Popowicz, W., Palatyńska-Ulatowska, A. e Kohli, M.R. (2019) "Avanços na microcirurgia endodôntica guiada", Clinical Oral Investigations, vol. 23, número 4, pp. 2005-2014. Ray, J. J., Benavides, E., Biggs, S. G., Marshall, J. G., Woodmansey, K. F. & Lemon, R. R. (2020)
114. "O fluxo de trabalho digital em endodontia guiada", Journal of Endodontics, vol. 46, número 3, pp. 310-318. Ribeiro, A.D., Maia, L.G., Grillo, A.C., Veloso, H.H. e Fidel, S.R. (2022)

115. Clinical and radiographic assessment of guided endodontic technique in the treatment of teeth with pulp canal obliteration: a case series", International Journal of Environmental Research and Public Health, vol. 19, issue 21, p. 13900. Rubinstein, R.A. e Kim, S. (1999)
116. "Observação a curto prazo dos resultados da cirurgia endodôntica com a utilização de um microscópio cirúrgico e Super-EBA como material de obturação da extremidade radicular", Journal of Endodontics, vol. 25, número 1, pp. 43-48.
117. Russo, M., et al. (2021) "Diagnosticando dens invaginatus usando CBCT: Uma revisão", Clinical Oral Investigations, 25(2), pp. 637-645.
118. Saunders, W.P. & Saunders, E.M. (1989) 'The heat generated on the external root surface during post space preparation', International Endodontic Journal, vol. 22, issue 4, pp. 169-173.
119. Setzer, F. C., Lee, S. M., Catunda, R., Kohli, M. R. & Karabucak, B. (2020) "Artificial intelligence for computer-aided detection and diagnosis of periapical lesions in CBCT images", Journal of Endodontics, vol. 46, issue 7, pp. 1051-1057.
120. Shah, R., Logani, A., Kumar, V. & Tyagi, S. P. (2018) 'Artificial intelligence: a new horizon in endodontics', International Endodontic Journal, vol. 51, issue 3, pp. 217-225.

121. Silva, E.J.N.L., Rover, G., Belladonna, F.G., De-Deus, G., da Silveira Teixeira, C. e da Silva Fidalgo, T.K. (2018) 'Impacto das cavidades endodônticas contraídas na resistência à fratura de dentes tratados endodonticamente: uma revisão sistemática de estudos in vitro', Clinical Oral Investigations, vol. 22, pp. 109-118.

122. Siqueira, J.F. (2001) "A etiologia do insucesso do tratamento do canal radicular: porque é que os dentes bem tratados podem falhar", International Endodontic Journal, vol. 34, número 1, pp. 1-10. Smith,
B. G., Patel, S., Ford, T. & Wilson, R. (2021)

123. 'Considerações anatómicas para cirurgia endodôntica guiada', Journal of Anatomy, vol. 238, edição 2, pp. 324-334. Song, T., Ju, J., Kim, S. & Kim, H. C. (2018) 'Sistema de navegação de realidade aumentada para microcirurgia endodôntica', International Endodontic Journal, vol. 51, edição 2, pp. 129-135.
124. Strbac, G.D., et al. (2016) "Cirurgia endodôntica guiada: A novel approach for safe and precise treatment of complex endodontic cases", International Journal of Computerized Dentistry, vol. 19, issue 2, pp. 147-155.
125. Strbac, G.D., et al. (2018) "Serra piezoeléctrica em cirurgia endodôntica guiada", Journal of Endodontics, vol. 44, número 1, pp. 101-105.
126. Strbac, G.D., Schnappauf, A., Giannis, K., Moritz, A. e Ulm, C. (2017) 'Guided modern endodontic surgery: a novel approach for guided osteotomy and root resection', Journal of Endodontics, vol. 43, issue 3, pp. 496-501.
127. Su, Y., Chen, C., Lin, C., Lee, H., Chen, K., Lin, Y. e Chuang, F. (2021) "Endodontia guiada: precisão da preparação da cavidade de acesso e discriminação do desvio angular e linear na capacidade de acesso ao canal - um estudo ex vivo", BMC Oral Health, vol. 21, pp. 1-9.
128. Suebnukarn, S., Haddawy, P., Rhienmora, P. e Gajananan, K. (2010) 'Haptic

virtual reality for skill acquisition in endodontics', Journal of Endodontics, vol. 36, issue 1, pp. 53-55.
129. Tahmaseb, A., Wismeijer, D., Coucke, W. e Derksen, W. (2018) 'Aplicações de tecnologia informática em implantologia cirúrgica: Uma revisão sistemática", International Journal of Oral & Maxillofacial Implants, vol. 29, pp. 25-42.
130. Tatakis, D.N., Chien, H.H. e Parashis, A.O. (2019) "Guided implant surgery risks and their prevention", Periodontology 2000, vol. 81, issue 1, pp. 194-208.
131. Tavares, W.L.F., Viana, A.C.D., de Vasconcelos, B.C. e Estrela, C. (2020) "Endodontia guiada: precisão e eficiência de um novo método para a preparação de cavidades de acesso guiado em dentes anteriores calcificados", Journal of Endodontics, vol. 46, número 6, pp. 819-825.
132. Todd, M., Kahn, F. e Malhotra, R. (2021) 'Guided endodontics in the management of a complex endodontic case: a case report', Australian Endodontic Journal, vol. 47, issue 3, pp. 492-499.
133. Todd, R., Resnick, S., Zicarelli, T., Linenberg, C., Donelson, J. e Boyd, C. (2021) "Template-guided endodontic access", The Journal of the American Dental Association, vol. 152, número 1, pp. 65-70.
134. Torres, A., et al. (2021) "Challenges in dental procedures for posterior teeth", Journal of Dental Research, vol. 100, número 5, pp. 555-560.
135. Torres, A., Shaheen, E., Lambrechts, P., Politis, C., Jacobs, R. e Quirynen, M. (2019) 'Microguided endodontics: a case report of a maxillary lateral incisor with pulp canal obliteration', Journal of Endodontics, vol. 45, issue 2, pp. 214- 219.
136. Tsesis, I., Rosen, E., Taschieri, S., Strauss, Y.T., Ceresoli, V. e Del Fabbro, M. (2013) 'Outcomes of surgical endodontic treatment performed by a modern technique: an updated meta-analysis of the literature', Journal of Endodontics, vol. 39, issue 3, pp. 332-339.
137. Um, I., Johnson, B. e Fayad, M. (2023) "O papel das estruturas anatómicas no sucesso da microcirurgia endodôntica", International Journal of Oral Science, vol. 15, número 2, pp. 85-94.
138. Van Assche, N., Quirynen, M., Jacobs, R., e van Steenberghe, D. (2012) "Accuracy of computer-aided implant placement", Clinical Oral Implants Research, vol. 23, pp. 112-123.
139. Van der Meer, W.J., Vissink, A., Ng, Y.L., Gulabivala, K. e Hovius, S.E. (2016) 'The application of 3-dimensional printing techniques in reconstructive maxillofacial surgery', Journal of Oral and Maxillofacial Surgery, vol. 74, issue 10, pp. 2082-2093.
140. Versiani, M.A. e Gambarini, G. (2022) "Computed Tomography Imaging Devices and Techniques", Endodontic Advances and Evidence-Based Clinical Guidelines, pp. 191-216.
141. von Arx, T., et al. (2011) "Microcirurgia endodôntica: Resultados e factores de prognóstico", Journal of Endodontics, vol. 37, edição 1, pp. 44-52.
142. Von Arx, T., Hänni, S. e Jensen, S.S. (2010) 'Clinical results with two different methods of root-end preparation and filling in apical surgery: mineral trioxide aggregate and adhesive resin composite', Journal of Endodontics, vol. 36, issue 7,

pp. 1122-1129.
143. Wang, X., Li, Y. e Chen, J. (2021) "Prevalência de anomalias dentárias na população chinesa: A CBCT survey", Journal of Dental Research, vol. 100, issue 2, pp. 208-216.
144. Wang, Y., et al. (2017) 'Challenges in endodontic microsurgery: a review of anatomical barriers', Clinical Oral Investigations, vol. 21, issue 5, pp. 1541-1550.
145. Wei, X., et al. (2022) "Regenerative endodontic procedures and their outcomes in immature teeth" (Procedimentos endodônticos regenerativos e os seus resultados em dentes imaturos), Journal of Endodontics, vol. 48, número 1, pp. 3-9.
146. Wilcox, L.R., et al. (1997) 'The relationship of root canal enlargement to finger-spreader induced vertical root fracture', Journal of Endodontics, vol. 23, issue 8, pp. 533-534.

147. Zehnder, M.S., Connert, T., Weiger, R. e Krastl, G. (2016) 'Guided endodontics: accuracy of a novel method for guided access cavity preparation and root canal location', International Endodontic Journal, vol. 49, issue 10, pp. 966-972.
148. Zubizarreta Macho, Á., Ferreiroa, A., Manchón Álvarez, S., Leco Berrocal, M.I., Varela Retana, M.I., e De Gregorio, C. (2020) "Precisão da navegação dinâmica assistida por computador em comparação com a navegação estática assistida por computador e o método convencional à mão livre para a colocação de implantes dentários: um estudo in vitro", Journal of Clinical Medicine, vol. 9, número 9, p. 2703.
149. Zubizarreta Macho, A., Ferreiroa, A., Sancho Campo, F.J. e Pérez, L.J. (2015) 'Accuracy of guided endodontics: evaluation of the procedure via micro- computed tomography', International Endodontic Journal, vol. 48, issue 4, pp. 407-417.
150. Zubizarreta-Macho, Á., Priego-Álvarez, L., Alonso-Ezpeleta, O. e Cárdenas-Mazuelos, J. (2019) 'Tratamento minimamente invasivo de dens invaginatus usando uma nova abordagem endodôntica guiada: um relato de caso', Journal of Endodontics, vol. 45, número 7, pp. 854-860.

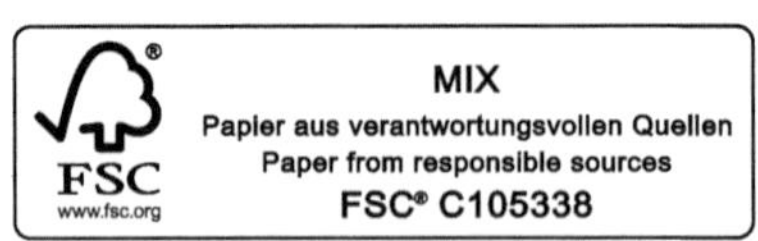

Printed by Books on Demand GmbH, Norderstedt / Germany